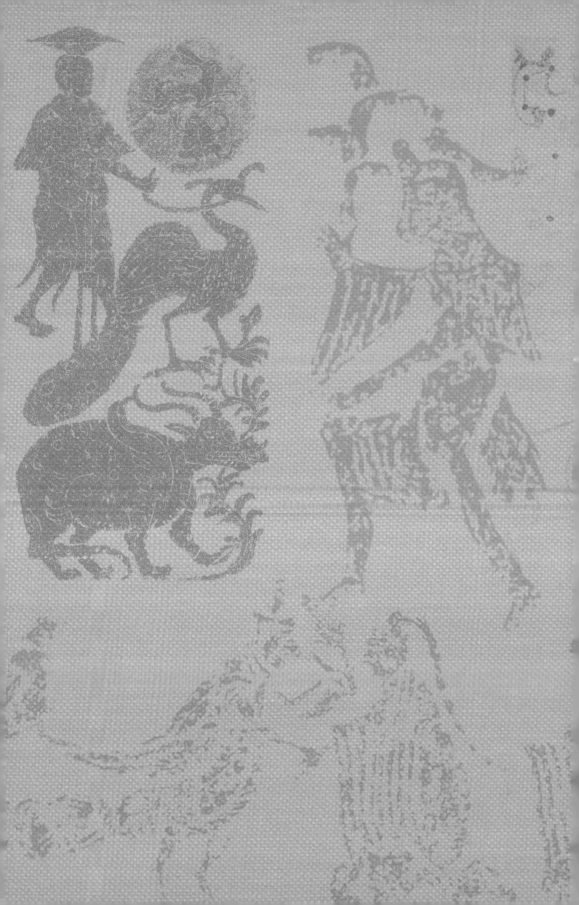

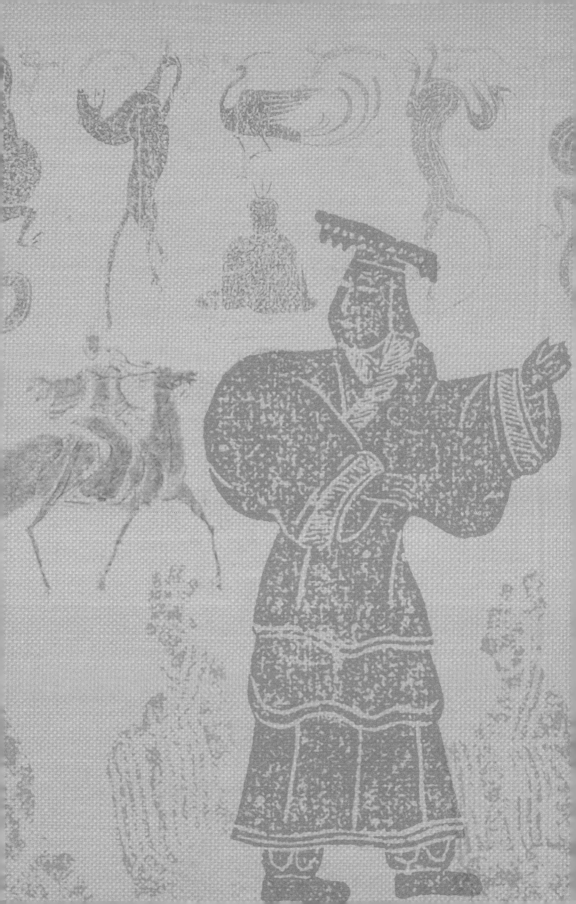

中国古医籍整理丛书

脉学注释汇参证治

清·汪文绮 撰注

于莉英 校注

中国中医药出版社

·北京·

图书在版编目（CIP）数据

脉学注释汇参证治/（清）汪文绮撰注；于莉英校注．—北京：中国中医药出版社，2018.4（2021.1重印）

（中国古医籍整理丛书）

ISBN 978 - 7 - 5132 - 3668 - 3

Ⅰ．①脉… Ⅱ．①汪… ②于… Ⅲ．①脉学 – 中国 – 清代 Ⅳ．①R241.1

中国版本图书馆 CIP 数据核字（2016）第 238960 号

中国中医药出版社出版

北京经济技术开发区科创十三街 31 号院二区 8 号楼
邮政编码　100176
传真　010 – 64405721
廊坊市祥丰印刷有限公司印刷
各地新华书店经销

开本 710×1000　1/16　印张 9.75　字数 82 千字
2018 年 4 月第 1 版　2021 年 1 月第 2 次印刷
书号　ISBN 978 – 7 – 5132 – 3668 – 3

定价　46.00 元
网址　www.cptcm.com

社 长 热 线　010 – 64405720
购 书 热 线　010 – 89535836
维 权 打 假　010 – 64405753

微信服务号　zgzyycbs
微商城网址　https://kdt.im/LIdUGr
官 方 微 博　http://e.weibo.com/cptcm
天猫旗舰店网址　https://zgzyycbs.tmall.com

如有印装质量问题请与本社出版部联系（010 – 64405510）

国家中医药管理局
中医药古籍保护与利用能力建设项目
组织工作委员会

主 任 委 员 王国强

副 主 任 委 员 王志勇　李大宁

执 行 主 任 委 员 曹洪欣　苏钢强　王国辰　欧阳兵

执行副主任委员 李　昱　武　东　李秀明　张成博

委　　　　员

各省市项目组分管领导和主要专家

　　（山东省）武继彪　欧阳兵　张成博　贾青顺

　　（江苏省）吴勉华　周仲瑛　段金廒　胡　烈

　　（上海市）张怀琼　季　光　严世芸　段逸山

　　（福建省）阮诗玮　陈立典　李灿东　纪立金

　　（浙江省）徐伟伟　范永升　柴可群　盛增秀

　　（陕西省）黄立勋　呼　燕　魏少阳　苏荣彪

　　（河南省）夏祖昌　刘文第　韩新峰　许敬生

　　（辽宁省）杨关林　康廷国　石　岩　李德新

　　（四川省）杨殿兴　梁繁荣　余曙光　张　毅

各项目组负责人

　　王振国（山东省）　王旭东（江苏省）　张如青（上海市）

　　李灿东（福建省）　陈勇毅（浙江省）　焦振廉（陕西省）

　　蔡永敏（河南省）　鞠宝兆（辽宁省）　和中浚（四川省）

项目专家组

顾　问　马继兴　张灿玾　李经纬

组　长　余瀛鳌

成　员　李致忠　钱超尘　段逸山　严世芸　鲁兆麟
　　　　　郑金生　林端宜　欧阳兵　高文柱　柳长华
　　　　　王振国　王旭东　崔　蒙　严季澜　黄龙祥
　　　　　陈勇毅　张志清

项目办公室（组织工作委员会办公室）

主　任　王振国　王思成

副主任　王振宇　刘群峰　陈榕虎　杨振宁　朱毓梅
　　　　　刘更生　华中健

成　员　陈丽娜　邱　丘　工　庆　工　鹏　工春燕
　　　　　郭瑞华　宋咏梅　周　扬　范　磊　张永泰
　　　　　罗海鹰　王　爽　王　捷　贺晓路　熊智波

秘　书　张丰聪

前　言

　　中医药古籍是传承中华优秀文化的重要载体，也是中医学传承数千年的知识宝库，凝聚着中华民族特有的精神价值、思维方法、生命理论和医疗经验，不仅对于传承中医学术具有重要的历史价值，更是现代中医药科技创新和学术进步的源头和根基。保护和利用好中医药古籍，是弘扬中国优秀传统文化、传承中医学术的必由之路，事关中医药事业发展全局。

　　1949 年以来，在政府的大力支持和推动下，开展了系统的中医药古籍整理研究。1958 年，国务院科学规划委员会古籍整理出版规划小组在北京成立，负责指导全国的古籍整理出版工作。1982 年，国务院古籍整理出版规划小组召开全国古籍整理出版规划会议，制定了《古籍整理出版规划（1982—1990）》，卫生部先后下达了两批 200 余种中医古籍整理任务，掀起了中医古籍整理研究的新高潮，对中医文化与学术的弘扬、传承和发展，发挥了极其重要的作用，产生了不可估量的深远影响。

　　2007 年《国务院办公厅关于进一步加强古籍保护工作的意见》明确提出进一步加强古籍整理、出版和研究利用，以及

"保护为主、抢救第一、合理利用、加强管理"的方针。2009年《国务院关于扶持和促进中医药事业发展的若干意见》指出，要"开展中医药古籍普查登记，建立综合信息数据库和珍贵古籍名录，加强整理、出版、研究和利用"。《中医药创新发展规划纲要（2006—2020)》强调继承与创新并重，推动中医药传承与创新发展。

2003~2010年，国家财政多次立项支持中国中医科学院开展针对性中医药古籍抢救保护工作，在中国中医科学院图书馆设立全国唯一的行业古籍保护中心，影印抢救濒危珍本、孤本中医古籍1640余种；整理发布《中国中医古籍总目》；遴选351种孤本收入《中医古籍孤本大全》影印出版；开展了海外中医古籍目录调研和孤本回归工作，收集了11个国家和2个地区137个图书馆的240余种书目，基本摸清流失海外的中医古籍现状，确定国内失传的中医药古籍共有220种，复制出版海外所藏中医药古籍133种。2010年，国家财政部、国家中医药管理局设立"中医药古籍保护与利用能力建设项目"，资助整理400余种中医药古籍，并着眼于加强中医药古籍保护和研究机构建设，培养中医古籍整理研究的后备人才，全面提高中医药古籍保护与利用能力。

在此，国家中医药管理局成立了中医药古籍保护和利用专家组和项目办公室，专家组负责项目指导、咨询、质量把关，项目办公室负责实施过程的统筹协调。专家组成员对古籍整理研究具有丰富的经验，有的专家从事古籍整理研究长达70余年，深知中医药古籍整理研究的重要性、艰巨性与复杂性，履行职责认真务实。专家组从书目确定、版本选择、点校、注释等各方面，为项目实施提供了强有力的专业指导。老一辈专家的学术水平和智慧，是项目成功的重要保证。项目承担单位山东中医药大学、南京中医药大学、上海中医药大学、福建中医药大学、浙江省中医药研究院、陕西省中医药研究院、河南省中医药研究院、辽宁中医药大学、成都中医药大学及所在省市中医药管理部门精心组织，充分发挥区域间互补协作的优势，并得到承担项目出版工作的中国中医药出版社大力配合，全面推进中医药古籍保护与利用网络体系的构建和人才队伍建设，使一批有志于中医学术传承与古籍整理工作的人才凝聚在一起，研究队伍日益壮大，研究水平不断提高。

本着"抢救、保护、发掘、利用"的理念，该项目重点选择近60年未曾出版的重要古医籍，综合考虑所选古籍的保护价值、学术价值和实用价值。400余种中医药古籍涵盖了医经、基础理论、诊法、伤寒金匮、温病、本草、方书、内科、外科、女科、儿科、伤科、眼科、咽喉口齿、针灸推拿、养生、医案医话医论、医史、临证综合等门类，跨越唐、宋、金元、明以迄清末。全部古籍均按照项目办公室组织完成的行业标准《中医古籍整理规范》及《中医药古籍整理细则》进行整理校注，绝大多数中医药古籍是第一次校注出版，一批孤本、稿本、抄本更是首次整理面世。对一些重要学术问题的研究成果，则集中收录于各书的"校注说明"或"校注后记"中。

"既出书又出人"是本项目追求的目标。近年来，中医药古籍整理工作形势严峻，老一辈逐渐退出，新一代普遍存在整理研究古籍的经验不足、专业思想不坚定等问题，使中医古籍整理面临人才流失严重、青黄不接的局面。通过本项目实施，搭建平台，完善机制，培养队伍，提升能力，经过近5年的建设，锻炼了一批优秀人才，老中青三代齐聚一堂，有效地稳定了研究队伍，为中医药古籍整理工作的开展和中医文化与学术的传承提供必备的知识和人才储备。

本项目的实施与《中国古医籍整理丛书》的出版，对于加强中医药古籍文献研究队伍建设、建立古籍研究平台，提高古籍整理水平均具有积极的推动作用，对弘扬我国优秀传统文化，推进中医药继承创新，进一步发挥中医药服务民众的养生保健与防病治病作用将产生深远影响。

第九届、第十届全国人大常委会副委员长许嘉璐先生，国家卫生计生委副主任、国家中医药管理局局长、中华中医药学会会长王国强先生，我国著名医史文献专家、中国中医科学院马继兴先生在百忙之中为丛书作序，我们深表敬意和感谢。

由于参与校注整理工作的人员较多，水平不一，诸多方面尚未臻完善，希望专家、读者不吝赐教。

国家中医药管理局中医药古籍保护与利用能力建设项目办公室
二〇一四年十二月

许 序

"中医"之名立，迄今不逾百年，所以冠以"中"字者，以别于"洋"与"西"也。慎思之，明辨之，斯名之出，无奈耳，或亦时人不甘泯没而特标其犹在之举也。

前此，祖传医术（今世方称为"学"）绵延数千载，救民无数；华夏屡遭时疫，皆仰之以度困厄。中华民族之未如印第安遭染殖民者所携疾病而族灭者，中医之功也。

医兴则国兴，国强则医强。百年运衰，岂但国土肢解，五千年文明亦不得全，非遭泯灭，即蒙冤扭曲。西方医学以其捷便速效，始则为传教之利器，继则以"科学"之冕畅行于中华。中医虽为内外所夹击，斥之为蒙昧，为伪医，然四亿同胞衣食不保，得获西医之益者甚寡，中医犹为人民之所赖。虽然，中国医学日益陵替，乃不可免，势使之然也。呜呼！覆巢之下安有完卵？

嗣后，国家新生，中医旋即得以重振，与西医并举，探寻结合之路。今也，中华诸多文化，自民俗、礼仪、工艺、戏曲、历史、文学，以至伦理、信仰，皆渐复起，中国医学之兴乃属必然。

迄今中医犹为国家医疗系统之辅，城市尤甚。何哉？盖一则西医赖声、光、电技术而于20世纪发展极速，中医则难见其进。二则国人惊羡西医之"立竿见影"，遂以为其事事胜于中医。然西医已自觉将入绝境：其若干医法正负效应相若，甚或负远逾于正；研究医理者，渐知人乃一整体，心、身非如中世纪所认定为二对立物，且人体亦非宇宙之中心，仅为其一小单位，与宇宙万象万物息息相关。认识至此，其已向中国医学之理念"靠拢"矣，虽彼未必知中国医学何如也。唯其不知中国医理何如，纯由其实践而有所悟，益以证中国之认识人体不为伪，亦不为玄虚。然国人知此趋向者，几人？

国医欲再现宋明清高峰，成国中主流医学，则一须继承，一须创新。继承则必深研原典，激清汰浊，复吸纳西医及我藏、蒙、维、回、苗、彝诸民族医术之精华；创新之道，在于今之科技，既用其器，亦参照其道，反思己之医理，审问之，笃行之，深化之，普及之，于普及中认知人体及环境古今之异，以建成当代国医理论。欲达于斯境，或需百年欤？予恐西医既已醒悟，若加力吸收中医精粹，促中医西医深度结合，形成21世纪之新医学，届时"制高点"将在何方？国人于此转折之机，能不忧虑而奋力乎？

予所谓深研之原典，非指一二习见之书、千古权威之作；就医界整体言之，所传所承自应为医籍之全部。盖后世名医所著，乃其秉诸前人所述，总结终生行医用药经验所得，自当已成今世、后世之要籍。

盛世修典，信然。盖典籍得修，方可言传言承。虽前此50余载已启医籍整理、出版之役，惜旋即中辍。阅20载再兴整理、出版之潮，世所罕见之要籍千余部陆续问世，洋洋大观。

今复有"中医药古籍保护与利用能力建设"之工程，集九省市专家，历经五载，董理出版自唐迄清医籍，都400余种，凡中医之基础医理、伤寒、温病及各科诊治、医案医话、推拿本草，俱涵盖之。

噫！璐既知此，能不胜其悦乎？汇集刻印医籍，自古有之，然孰与今世之盛且精也！自今而后，中国医家及患者，得览斯典，当于前人益敬而畏之矣。中华民族之屡经灾难而益蕃，乃至未来之永续，端赖之也，自今以往岂可不后出转精乎？典籍既蜂出矣，余则有望于来者。

谨序。

第九届、十届全国人大常委会副委员长

许嘉璐

二〇一四年冬

王 序

中医学是中华民族在长期生产生活实践中，在与疾病作斗争中逐步形成并不断丰富发展的医学科学，是中国古代科学的瑰宝，为中华民族的繁衍昌盛作出了巨大贡献，对世界文明进步产生了积极影响。时至今日，中医学作为我国医学的特色和重要医药卫生资源，与西医学相互补充、相互促进、协调发展，共同担负着维护和促进人民健康的任务，已成为我国医药卫生事业的重要特征和显著优势。

中医药古籍在存世的中华古籍中占有相当重要的比重，不仅是中医学术传承数千年最为重要的知识载体，也是中医为中华民族繁衍昌盛发挥重要作用的历史见证。中医药典籍不仅承载着中医的学术经验，而且蕴含着中华民族优秀的思想文化，凝聚着中华民族的聪明智慧，是祖先留给我们的宝贵物质财富和精神财富。加强对中医药古籍的保护与利用，既是中医学发展的需要，也是传承中华文化的迫切要求，更是历史赋予我们的责任。

2010 年，国家中医药管理局启动了中医药古籍保护与利用能力建设项目。这既是传承中医药的重要工程，也是弘扬优秀民族文化的重要举措，不仅能够全面推进中医药的有效继承和创新发展，为维护人民健康做出贡献，也能够彰显中华民族的璀璨文化，为实现中华民族伟大复兴的中国梦作出贡献。

相信这项工作一定能造福当今，嘉惠后世，福泽绵长。

国家卫生和计划生育委员会副主任

国家中医药管理局局长

中华中医药学会会长

王国强

二〇一四年十二月

马 序

　　新中国成立以来，党和国家高度重视中医药事业发展，重视古籍的保护、整理和研究工作。自 1958 年始，国务院先后成立了三届古籍整理出版规划小组，分别由齐燕铭、李一氓、匡亚明担任组长，主持制订了《整理和出版古籍十年规划（1962—1972）》《古籍整理出版规划（1982—1990）》《中国古籍整理出版十年规划和"八五"计划（1991—2000）》等，而第三次规划中医药古籍整理即纳入其中。1982 年 9 月，卫生部下发《1982—1990 年中医古籍整理出版规划》，1983 年 1 月，中医古籍整理出版办公室正式成立，保证了中医古籍整理出版规划的实施。2002 年 2 月，《国家古籍整理出版"十五"（2001—2005）重点规划》经新闻出版署和全国古籍整理出版规划领导小组批准，颁布实施。其后，又陆续制定了国家古籍整理出版"十一五"和"十二五"重点规划。国家财政多次立项支持中国中医科学院开展针对性中医药古籍抢救保护工作，文化部在中国中医科学院图书馆专门设立全国唯一的行业古籍保护中心，国家先后投入中医药古籍保护专项经费超过 3000 万元，影印抢救濒危珍、善、孤本中医古籍1640余种，开展了海外中医古籍目录调研和孤本回归工作。2010年，国家财政部、国家中医药管理局安排国家公共卫生专项资金，设立了"中医药古籍保护与利用能力建设项目"，这是继1982~1986年第一批、第二批重要中医药古籍整理之后的又一次大规模古籍整理工程，重点整理新中国成立后未曾出版的重要古籍，目标是形成并普及规范的通行本、传世本。

为保证项目的顺利实施，项目组特别成立了专家组，承担咨询和技术指导，以及古籍出版之前的审定工作。专家组中的许多成员虽逾古稀之年，但老骥伏枥，孜孜不倦，不仅对项目进行宏观指导和质量把关，更重要的是通过古籍整理，以老带新，言传身教，培养一批中医药古籍整理研究的后备人才，促进了中医药古籍保护和研究机构建设，全面提升了我国中医药古籍保护与利用能力。

作为项目组顾问之一，我深感中医药古籍保护、抢救与整理工作的重要性和紧迫性，也深知传承中医药古籍整理经验任重而道远。令人欣慰的是，在项目实施过程中，我看到了老中青三代的紧密衔接，看到了大家的坚持和努力，看到了年轻一代的成长。相信中医药古籍整理工作的将来会越来越好，中医药学的发展会越来越好。

欣喜之余，以是为序。

中国中医科学院研究员

马继兴

二〇一四年十二月

校注说明

　　《脉学注释汇参证治》系清代医家汪文绮撰注。汪文绮，字蕴谷，安徽海阳（即休宁县海阳镇）人。生卒年代失于详考，约生于清康熙年间，卒于乾隆中期。本书约成书于清乾隆九年（1744），现仅存一种刻本，即清道光十二年（1832）杨德先近文堂刻本启吉野史藏版。故此次整理以此刻本为底本，采用理校和他校的方法，他校则以本书所引著作之通行本为校本，其中主要使用的《濒湖脉学》采用的是明万历三十一年（1603）夏良心等附刻本。

　　校注原则：

　　1. 采用现代标点方法，对原书进行重新句读。

　　2. 凡原书中的繁体字，均改为规范简化字。

　　3. 凡底本中因写刻致误的明显错别字，予以径改，不出校记。

　　4. 异体字、古字均径改，不出校记；对个别冷僻字词加以注音和解释。

　　5. 通假字一律保留，并出校记说明。

　　6. 有间隔符"○"，回行另起，不出校记；有脱文处，用"□"补入，字数不定用不定虚阙号"▨"补入，不出校。

　　7. 校定后重新编排目录，置于全书之前。原书目录因内容凌乱而删除。

　　8. 原书上、下卷正文标题下均有"海阳汪文绮蕴谷氏撰注，后学汪卿云松舫氏参阅"字样，今一并删除。

　　9. 作者汪文绮所据《濒湖脉学》与明万历三十一年（1603）夏良心等附刻本内容有所不同，不同处均出校记说明。

10. 底本中《濒湖脉学》原文作大字，注释为小字，未分行。本次点校排版，《濒湖脉学》歌诀为宋体加粗五号字单列一行，注文为宋体五号字另起一行，以便于阅读。

11. "【体状诗】【相类诗】【主病诗】"标题底本置于天头，为便于阅读，现据《濒湖脉学》移至相应正文前；没有标题的据《濒湖脉学》径补，不出校记。

12. 底本各脉中病证标题均置于正文天头，为便于阅读移至相应正文前，宋体加粗五号字，均不出校记。

汪卿云序①

　　吾乡汪蕴谷先生，明医也。先生丕承②家学，上溯《灵》《素》诸经，靡不淹贯③，犹④于景岳一书，独窥其秘。其著《会心录》⑤已有全书，而于李《濒湖脉学》一书，著释以授其门人，历年既久，几至散失，未有刻本，今将付之剞劂⑥，以传其不传之秘，俾后学读是书者，知所折衷⑦焉。

道光十二年岁次壬辰建子月上浣⑧之吉

后学汪卿云松舫氏识于桂阴别舍

---

①　汪卿云序：原无此四字标题，据内容补。

②　丕承：很好地继承。

③　淹贯：深通广晓。

④　犹：当作"尤"。

⑤　会心录：即《杂症会心录》，医论著作。清·汪文绮撰于1754年，为作者数十年研究古典医籍心得及临床经验总结的汇辑。

⑥　剞劂（jī jué 基觉）：雕板；刻印。

⑦　折衷：取正，用为判断事物的准则。

⑧　建子月上浣：建子月，夏历十一月；上浣，上旬。

序

　　经曰：望而知为神，闻而知为圣，问而知为工，切而知为巧①。今业岐黄者，惟问一端，其于闻望亦识浅耳。至于切，又居三者之末，往往轻视之，所以卒②鲜有精于脉者。余不揣谫陋③，取《濒湖脉学》注释于后，症治大略发明，症脉相参，方可无误于当日。后世业岐黄者，未必无小补云。

乾隆九年岁次甲子季冬月汪文绮识

---

　　①　望而……知为巧：语本《难经》："望而知之谓之神，闻而知之谓之圣，问而知之谓之工，切而知之谓之巧。"
　　②　卒：终究。
　　③　不揣谫陋：不揣，犹言不自量，多用作谦词。谫陋，浅陋。

目 录

运气主病概说①

太阳寒水司天②，太阴湿土在泉③，岁气寒化，辰戌年。

按：辰戌年，司天太阳寒水，左厥阴右阳明，在泉太阴湿土，左少阳右少阴。若逢甲丙戊庚壬为阳年，为天符④，为南政⑤，则右尺不应；若逢合乙丁己辛癸为阴年，为岁会⑥，为北政，左寸不应。

壬辰岁木太过　　戊辰岁水太过　　甲辰岁土太过　　庚辰岁金太过
丙辰岁水不及

壬戌岁木太过　　戊戌岁火太过　　甲戌岁土太过　　庚戌岁金太过
丙戌岁水不及

木不及金乘之，燥气大行；火不及水乘之，寒大行；土不

---

① 运气主病概说：原无此标题，据内容补。

② 司天：运气术语。司，主持、掌管；天，气候、天象。在运气学说中象征在上，主上半年的气运情况。六气的司天在泉根据年支配三阴三阳的规律推算。即逢子、午之年就是少阴君火司天，逢丑、未之年就是太阴湿土司天，逢寅、申之年就是少阳相火司天，逢卯、酉之年就是阳明燥金司天，逢辰、戌之年就是太阳寒水司天，逢巳、亥之年就是厥阴风木司天。

③ 在泉：运气术语，常与司天联用。在运气学说中象征在下，主下半年的气运情况。

④ 天符：运气术语。指通主一年的中运之气与司天之气相符合的年份。

⑤ 南政：政，主令之意。南政北政之说，旧注谓五运之中，以土为君，故甲己之岁，土运为君。君居南面而施政，谓之南政；其他乙、丙、丁、戊、庚、辛、壬、癸八干之年，君居臣位，北面而朝，谓之北政。故10年之中2年南政，8年北政。

⑥ 岁会：运气术语。凡是每年值年大运与同年年支之气的五行属性相同，便叫岁会。

及木乘①，风大行；金不及火乘之，炎火大行；水不及土乘之，温大行。余每年论不及仿此。

初气厥阴风木	天时	气早暖，草早荣，瘟疫至。
少阳相火加临	民病	瘟疫，身热，头痛，呕吐，疮疡。
二气少阴君火	天时	大凉反至，草②乃遇寒，火气遂抑。
阳明燥金加临	民病	气菀③中满，风肿。
三气少阳相火	天时	寒热不时，寒气间至，热争，冰④雹。
太阳寒水加临	民病	寒反热中⑤，痛疟注下，心热闷瞀⑥，胃逆，吐利，不治者死也⑦。
四气太阴湿土	天时	风湿交争，雨生倮虫⑧，木盛生风，暴风雨摧拔。
厥阴风木加临	民病	大热少气，足痿，注下赤白，血滞成痈。
五气阳明燥金	天时	湿热而寒，客行主令。
少阴君火加临	民病	气舒，病则血热妄行，肺气痈。

---

① 乘：文气未尽，此下当有"之"字。

② 草：原作"早"。据《素问·六元正纪大论》"二之气，大凉反至，民乃惨，草乃遇寒，火气遂抑，民病气郁中满，寒乃始"改。

③ 菀：通"郁"。郁积，凝结。

④ 冰：原作"水"。据王冰注《素问·六微旨大论》"太阳居之为寒气间至，热争冰雹"改。

⑤ 寒反热中：《素问·六元正纪大论》作"民病寒，反热中"。

⑥ 闷瞀：指心胸满闷烦乱，眼目昏花之症。《素问·六元正纪大论》作"瞀闷"。

⑦ 死也：原作"也死"。本条语出《素问·六元正纪大论》，《素问》原文无"也"字，据文义乙转。

⑧ 倮虫：没有羽毛或鳞介以蔽身的动物。

终气太阳寒水 ⎤ 天时　地气湿令行①，凝阴寒雪。
太阴湿土加临 ⎦ 民病　病乃悽惨②，孕死，脾受湿，肺
　　　　　　　　　　　　旺肾衰。

其曰加临者用事也，曰太过者必相克。木运过克土，土受邪；火运过克金，金受邪；土运过克水，水受邪；金运过克木，木受邪；水运过克火，火受邪。余每年论太过仿此。

阳明燥金司天，少阴君火在泉，岁气燥化，卯酉年。

按：卯酉年，阳明司天，左太阳右少阳。少阴在泉，左太阴右厥阴。若逢甲丙戊庚壬为阳年，为天符，则二尺不应；若逢乙丁己辛癸为阴年，为岁会，为北政，二寸不应。

丁卯木不及　癸卯火不及　己卯土不及　乙卯金不及　辛卯水不及
丁酉木不及　癸酉火不及　己酉土不及　乙酉金不及　辛酉水不及

初气厥阴风木 ⎤ 天时　阴凝气肃，水乃冰，寒雨化，
　　　　　　　　　　　　花开迟。
太阴湿土加临 ⎦ 民病　热胀，面肿，鼻衄，欠嚏③，呕
　　　　　　　　　　　　吐，小便赤，甚则淋。

二气少阴君火 ⎤ 天时　大热早行。
少阳相火加临 ⎦ 民病　疫疠大至，善暴死。

三气少阳相火 ⎤ 天时　燥热交合。
阳明燥金加临 ⎦ 民病　上逆下冷，疟，痢，心烦不食。

---

①　地气湿令行：《素问·六元正纪大论》作"地气正，湿令行"。
②　病乃悽惨：《素问·六元正纪大论》作"民乃惨凄"。
③　欠嚏：《素问·六元正纪大论》作"嚏欠"。

四气太阴湿土 ⎱ 天时　旱杋寒雨害物。
太阳寒水加临 ⎰ 民病　暴仆，振栗妄言①，少气，咽干②，
　　　　　　　　　　　引饮，痛膞，肿疮，寒疟，骨痿，
　　　　　　　　　　　便血。

五气阳明燥金 ⎱ 天时　春令又行③，草木盛生，雨生介虫④。
厥阴风木加临 ⎰ 民病　气和，热行包络，面浮肿，上壅。

终气太阳寒水 ⎱ 天时　气温，蛰虫⑤出，流水不冰，以
　　　　　　　　　　　下克上。
少阴君火加临 ⎰ 民病　伏邪，瘟毒，湿毒，季春发疫。

少阳相火司天，厥阴风木在泉，岁气火化，寅申⑥。

按：寅申，少阳司天，左阳明右太阴。厥阴在泉，左少阴
右太阳。若逢甲丙戊庚壬为阳年，为天符，为南政，左尺不应；
若逢乙丁己辛癸为阴年，为岁会，为北政，右寸不应。

戊寅火太过　甲寅土太过　庚寅金太过　丙寅水不及　壬寅木太过
戊申火太过　甲申土太过　庚申金太过　丙申水不及　壬申木太过

初气厥阴风木 ⎱ 天时　热风伤人，时气流行。
少阴君火加临 ⎰ 民病　温拂于上，血溢目赤，咳逆头痛，
　　　　　　　　　　　血崩，胁满痛，皮肤生疮。

---

① 妄言：《素问·六元正纪大论》作"谵妄"。
② 咽干：《素问·六元正纪大论》作"嗌干"。
③ 春令又行：《素问·六元正纪大论》作"春令反行"。
④ 介虫：有甲壳的虫类。
⑤ 蛰虫：藏在泥土中冬眠的虫子。
⑥ 寅申：据文义及上文，"寅申"下当有"年"字。下同。

二气少阴君火 ┬ 天时　时雨至，火反菀，风不胜湿。
太阴湿土加临 ┴ 民病　热菀，咳逆，吐，胸臆①不利，
　　　　　　　　　　头痛身热，昏愦，脓疮。

三气少阳相火 ┬ 天时　热暴至，草萎河干，大暑炎亢，
　　　　　　　　　　湿化晚布，大旱。
少阳相火加临 ┴ 民病　热病，血溢，脓疮，咳，呃逆，
　　　　　　　　　　鼻衄，发渴，喉痹，目赤，善
　　　　　　　　　　暴死。

四气太阴湿土 ┬ 天时　凉风至②，暑未去，风雨及时。
阳明燥金加临 ┴ 民病　民和，身重，中满，脾寒泄泻。

五气阳明燥金 ┬ 天时　阳去寒来，雨降，刚木早涸③。
太阳寒水加临 ┴ 民病　民避寒邪，周密，病则骨痿，目
　　　　　　　　　　赤痛。

终气太阳寒水 ┬ 天时　寒至生鳞虫④。
厥阴风木加临 ┴ 民病　关节不禁⑤，心腹痛，阳气不藏。

太阴湿土司天，太阳寒水在泉，岁气湿化，丑未年。

按：丑未岁，太阴司天，左少阳右少阴。太阳寒水在泉，左厥阴右阳明。若逢甲丙戊庚壬为阳年，为天符，为南政，则左寸不应；若逢乙辛丁己癸为阴年，为岁会，为北政，则右尺不应。

---

① 臆：《素问·六元正纪大论》作"嗌"。
② 凉风至：《素问·六元正纪大论》作"凉乃至"。
③ 早涸：《素问·六元正纪大论》作"早雕"。
④ 鳞虫：体表有鳞甲的动物，一般指鱼类和爬行类。
⑤ 关节不禁：《素问·六元正纪大论》作"关闭不禁"。

丁丑木不及　癸丑火不及　己丑土不及　乙丑金不及　辛丑水不及

丁未木不及　癸未火不及　己未土不及　乙未金不及　辛未水不及

初气厥阴风木 ⎤ 天时　风，发荣，雨，生毛虫①。

厥阴风木加临 ⎦ 民病　血溢，经络②拘强，关节不利，身重筋痛③。

二气少阴君火 ⎤ 天时　大火至④，天下疵⑤疾，湿症相薄，雨时降⑥。

少阴君火加临 ⎦ 民病　身重，胕⑦肿，腹满，感寒湿气，瘟疫盛行。

三气少阳相火 ⎤ 天时　雷雨雹，地气腾，湿气降。

太阴湿土加临 ⎦ 民病　身重如二之气，无瘟。

四气太阴湿土 ⎤ 天时　炎热，地气升，天气否，湿化不流。

少阳相火加临 ⎦ 民病　凑理⑧热，血溢，患疮，腹胀，浮肿。

五气阳明燥金 ⎤ 天时　大凉至，霜早降。

阳明燥金加临 ⎦ 民病　皮肤寒。

---

① 毛虫：蝴蝶或蛾子的伸长虫状幼虫。

② 经络：《素问·六元正纪大论》作"筋络"。

③ 身重筋痛：《素问·六元正纪大论》作"身重筋痿"。

④ 大火至：《素问·六元正纪大论》作"大火正"。

⑤ 疵（cī 呲）：毛病。

⑥ 湿症相薄雨时降：《素问·六元正纪大论》作"湿蒸相薄，雨乃时降"。

⑦ 胕（fú 浮）：浮肿。

⑧ 凑理：通"腠理"。皮肤的纹理。《盐铁论》："扁鹊攻于凑理，绝邪气，故痈疽不得成形。"

终气太阳寒水 ┐ 天时　大寒凝冽。
太阳寒水加临 ┘ 民病　关节紧固①，腰痛。

少阴司天君火，阳明在泉燥金，岁气热化，子午②。

按：子午岁，少阴司天，左太阴右厥阴。阳明在泉，左太阳右少阳。若逢甲丙戊庚壬为阳年，为天符，为南政，则二寸不应；若逢乙丁己辛癸为阴年，为岁会，为北政，二尺不应。

壬子木太过　戊子火太过　甲子土太过　庚子金太过　丙子水不及
壬午木太过　戊午火太过　甲午土太过　庚午金太过　丙午水不及

初气厥阴风木 ┐ 天时　寒风切，雪水冰，蛰复藏。
太阳寒水加临 ┘ 民病　疮疡，腰痛。
二气少阴君火 ┐ 天时　风雨，时生羽虫③。
厥阴风木加临 ┘ 民病　淋，气菀于上④而热，令目赤。
三气少阳相火 ┐ 天时　大火行，热至。
少阴君火加临 ┘ 民病　厥，热，心痛，寒热更作，咳，
　　　　　　　　　　　目赤。
四气太阴湿土 ┐ 天时　大雨行，寒热互作⑤。
太阴湿土加临 ┘ 民病　黄疸，衄，嗌⑥干，吐饮。
五气阳明燥金 ┐ 天时　温气至，初冬尤暖，万物乃荣。
少阳相火加临 ┘ 民病　伏邪春为疟。

---

① 紧固：《素问·六元正纪大论》作"禁固"。
② 子午：据文义及上文，"子午"下当有"年"字。
③ 羽虫：鸟类。
④ 上：原作"土"。据《素问·六元正纪大论》"其病淋，目瞑目赤，气郁于上而热"改。
⑤ 寒热互作：《素问·六元正纪大论》作"寒热互至"。
⑥ 嗌（yì义）：咽喉。

终气太阳寒水 ┐ 天时　寒至，燥寒劲切。
阳明燥金加临 ┘ 民病　上肿，喘，血溢，下连小腹①而
　　　　　　　　　　　作寒中。

厥阴风木司天，少阳相火在泉，岁气风化，巳亥②。

按：巳亥年，厥阴司天，左少阴右太阳。少阳在泉，左阳明右太阴。若逢甲丙戊庚壬为阳年，为天符，为南政，则右寸不应；逢乙丁己辛癸为阴年，为岁会，为北政，则左尺不应。又有说云：仅甲己年为政向南，为南政，乙丁、辛癸、丙戊、庚壬年为北政。

丁巳木不及　癸巳火不及　己巳土不及　乙巳金不及　辛巳水不及
丁亥木不及　癸亥火不及　己亥土不及　乙亥金不及　辛亥水不及

初气厥阴风木 ┐ 天时　寒始肃杀③。
阳明燥金加临 ┘ 民病　右胁气滞，脾虚胃壅。
二气少阴君火 ┐ 天时　霜，雪水，草焦。
太阳寒水加临 ┘ 民病　热中，气血不升降。
三气少阳相火 ┐ 天时　风热大作，生羽虫。
厥阴风木加临 ┘ 民病　泪出④，耳鸣，掉眩。
四气太阴湿土 ┐ 天时　山泽浮，暴雨溽湿⑤。
少阴君火加临 ┘ 民病　心受邪，黄疸，胕肿。

---

①　小腹：《素问·六元正纪大论》作"少腹"。
②　巳亥：据文义及上文，"巳亥"下当有"年"字。
③　寒始肃杀：《素问·六元正纪大论》作"寒始肃，杀气方至"。
④　泪出：《素问·六元正纪大论》作"泣出"。
⑤　暴雨溽湿：《素问·六元正纪大论》作"溽暑湿热相薄"。溽湿，潮湿闷热。

五气阳明燥金	天时	燥湿更①胜，沉阴②，雨乃有③。
太阴湿土加临	民病	肺受风，脾受湿，发为疟。
终气太阳寒水	天时	流水不冰，地气发，蛰虫出。
少阳相火加临	民病	瘟疬，心肾相制。

---

① 更：原作"足"。据《素问·六元正纪大论》"五之气，燥湿更胜，沉阴乃布，寒气及体，风雨乃行"改。
② 沉阴：《素问·六元正纪大论》作"沉阴乃布"。
③ 雨乃有：《素问·六元正纪大论》作"风雨乃行"。

上 卷

浮 脉①

浮脉：举之有余，按之不足《脉经》。如微风吹鸟背上毛，厌厌聂聂②，如寻蓂荚③，如水漂木④，如捻葱叶⑤。

辨误：王叔和云：举之有余，按之不足，最合浮脉象天之义。黎氏⑥云：如捻葱叶，则混于芤矣。崔氏⑦云：有表无里，有上无下，则脱然无根，又混于散脉矣。《脉诀》云冉冉⑧寻之如太过，是中俀⑨盛满，此浮兼洪紧之象，非浮脉也，其谬如此。

【体状诗】

浮脉惟从肉上行，

轻手便得，非必中沉俱无。若中沉俱无，是散脉矣。

如寻蓂⑩荚似毛轻，

---

① 浮脉：《濒湖脉学》作"浮阳"。

② 厌厌聂聂：《濒湖脉学》注"轻浮貌"。

③ 寻蓂（míng 明）荚：《濒湖脉学》作"循榆荚"，"荚"字后有小字"《素问》"。蓂荚，古代传说中的一种瑞草。它每月从初一至十五，每日结一荚；从十六至月终，每日落一荚。所以从荚数多少，可以知道是何日。一名历荚。

④ 木：《濒湖脉学》"木"字后有小字"崔氏"。

⑤ 叶：《濒湖脉学》"叶"字后有小字"黎氏"。

⑥ 黎氏：即黎民寿，字景仁，南宋旴江（今江西南城县）人，著有《决脉精要》《简易方论》《广成先生玉函经解》。

⑦ 崔氏：即崔嘉彦，字希范，号紫虚真人。著《脉诀》一卷。

⑧ 冉冉：慢慢地，渐进地。

⑨ 俀（ruǎn 软）：弱。

⑩ 蓂：《濒湖脉学》作"榆"。

浮脉之轻浮和软也。

三秋得令知无恙，

浮脉在时为秋，在人为肺，与时合，不病之脉也。

久病逢之却可惊。

久病真元内亏，孤阳上浮，脉气离根，危脱之候。

【相类诗】

浮如木在水中浮，

如木漂于水。

浮大中空乃是芤，

举之浮而大，寻之中无力，按之而又有，是为芤。

拍拍而浮是洪脉，

如洪水，有波涛汹涌之象。

来时虽盛去悠悠。

洪大之脉其阴必虚，故来有余而去不足。悠悠者，有胃气之象。若来盛去盛，为太①过矣。

浮脉轻手②似捻葱，

轻手得之而和平，如捻葱管，上有力而下和软也。

虚来迟大豁然空，

浮脉迟大而空，寻按几不可见。

浮而柔细方为濡，

初下指得之柔软而细，按之下即为濡脉。

散似杨花无定踪。

散脉浮而无根，无统纪，无拘束，涣散不收，如杨花飘散，

---

① 太：原作"大"，据文义改。
② 手：《濒湖脉学》作"平"。

至数不齐。

【主病诗】

浮脉为阳表病居，

浮脉主表而属阳，风邪中入皮毛，则表受邪，而脉见浮矣。

迟风数热紧寒拘，

浮迟风虚，浮数风热，浮紧风寒。

浮而有力多风热，

有力而浮，表邪盛也，故多风热在表之实症，所谓邪气盛则实也。

无力而浮是血虚。

无力而浮，阴血虚而虚火上逆也，当大补阴血为主，所谓正气夺则虚也。

浮脉主里须知

浮而有热者风也，浮而无热者虚也。乍病见浮脉乃伤风邪，久病见浮脉，虚所为也，是从新久辨也。又曰浮而弦者风也，浮而涩者虚也，风寒之浮盛于关上，虚病之浮盛于尺中。愚按：浮必辨其有力无力，有力为风必兼洪数，无力为虚则带濡弱，再参外候，自无通情。至内虚之症，无不兼浮，如浮芤失血，浮革亡血，内伤感冒而见虚浮无力，劳瘵阴虚而见浮大兼疾，火衰阳虚而见浮缓不鼓。又如真阴竭于下，孤阳浮于上，脉必浮大而无力，按之细微欲绝者，当益火之源。如上等症悉属内伤，岂可以脉浮不审虚实而浪用发表乎？

沉脉 沉脉①按至筋骨乃得②，内刚外柔③

【体状诗】

水行润下脉来沉，

喻此以状沉脉也。

筋骨之间软滑匀，

在筋骨之间，软滑和匀，有胃气也。不比牢脉，重按满指；伏脉沉候隐伏，必至骨方见。

女子寸兮男子尺，

女子生于阴，尺脉常盛大，寸脉常沉弱，故寸脉宜沉。男子生于阳，寸脉常盛大，尺脉常沉弱，故尺脉宜沉。

四时如此号为平。

【相类诗】

沉帮筋骨自调匀，

无坚强之象，大异于伏牢细弱。

伏则推筋着骨循④，

伏脉便要推筋着骨，浮中二候绝无影响，脉行筋下。

沉细如绵真弱脉，

细软无力。

弦强⑤实大是牢形。

---

① 脉：《濒湖脉学》此字后有"重手"二字。

② 得：《濒湖脉学》此字后有小字"脉经"。

③ 内刚外柔：《濒湖脉学》作"如绵裹砂内刚外柔"，"柔"字后有小字"杨氏"。杨氏即杨文德，著有《太素脉诀》。

④ 循：《濒湖脉学》作"寻"。

⑤ 强：《濒湖脉学》作"长"。

【主病诗】

沉潜水蓄阴经病，

阳盛则水化为气，阳衰则气停为水。真火微，则营卫之气寒而阴经受病，如水肿之属是也，金匮肾气丸主之。

数热迟寒滑有痰，

沉数为热，沉迟为寒，沉滑为痰，勿谓尽属阴。

无力而沉虚与气，

无力不足之象，为虚寒少气，阳火衰微也。

沉而有力积寒并①。

有余之象为癥癖，为瘀积，为痼疾，内有寒积伏之深也。

沉脉主表须知

景岳云表寒重者，阳气不能外达，脉必先见沉紧，是沉不可概言里。

迟　脉

【体状诗】

迟来一息为三至②，

不似涩脉之三五不调，缓脉之来去徐缓也。

阳不胜阴气血寒，但把浮沉分表里，

浮迟表，沉迟里。

消阴须益火之源。

阴盛则脏腑内虚，元阳衰败，虚寒之症作焉，当峻补其阳经，益火之源以消阴翳也。

---

① 积寒并：《濒湖脉学》作"积并寒"。
② 为三至：《濒湖脉学》作"至惟三"。

【相类诗】

脉来三至号为迟，小快于迟作缓持，

以至数论缓脉，是千虑之一失也。盖迟以至数不齐为言，缓以宽缓得名。迟脉三至，迟滞不前；缓脉四至，宽缓和平。二脉绝不相类，当易四至作缓持为的。

迟细而难知似①涩，

迟细短软，往来艰难，有类于止而实非止，为涩脉。

浮而迟大以虚推。

浮大迟软，则为虚脉。

【主病诗】

迟司脏病或多痰，

五脏属阴，迟亦为阴，是以主脏，缘阳气潜伏，不能健运，而津液凝结为冷痰矣。

沉痼癥痕仔细看，

沉寒痼疾，癥痕腹坚，乃元阳耗散，脾胃虚寒，及啖生冷黏腻难化之物，经年累月渍积脏腑以成痼疾，多于迟脉见之。仁斋②云痼疾虚冷，贵乎温补，不可太刚，临症者参之。

有力而迟为冷痛，

有力乃阴寒积聚，气寒则停留，血寒则凝滞，痛所以作也。

迟而无力定虚寒。

迟脉无力中空，显然虚寒之候，无疑也。

寸迟必是上焦寒，

上焦如雾，寸脉迟，以胸中之阳少生化之机，而气虚不能

---

① 似:《濒湖脉学》作"是"。

② 仁斋:即杨士瀛，南宋医学家。字登父，号仁斋，生卒年不详，福建三山（今福州市）人，撰《仁斋直指方》《伤寒类书活人总括》等。

生精矣。

关主中寒痛不堪，

中焦如沤，关脉迟，则脾胃之阳失变化转输之运，阴寒凝滞，痛不可忍矣。

尺是肾虚腰脚重，

下焦如渎，尺脉迟，则肾中之阳少藏蓄，阳气不能流行，腰转摇而艰难，足受湿而作肿，溲便失闭藏之固，寒疝责在任脉之虚，而精而不能化气矣。

便溲①不禁疝牵丸。

迟脉主热须知

凡伤寒初解，遗热未清，经脉未充，胃气未复，脉必迟滑，或见迟缓，岂可投以温中而益助其余邪？又有热邪壅结，隧道不通，失其常度，脉反变迟。然脉之迟亦由营气不足，复为热伤，不能运动，反为所阻，输转之机即缓慢而行迟，故脉亦如之。愚按：迟脉主热之症，必当以便闭、便赤为据，如戴氏②云举按皆有力，内证胸膈饱闷，便闭溺赤，方是主热之迟脉。

数　脉

【体状诗】

数脉息间常六至，阴微阳极必狂烦③，浮沉表里分虚实，

脉有浮数则表实，有沉数则里热。有虚火脉数，数而无力。

---

① 便溲：《濒湖脉学》作"溲便"。

② 戴氏：戴思恭（1324—1405），明代医学家。字原礼，一作"元礼"，浙江浦江县人。著有《证治要诀》《证治要诀类方》《推求师意》，校补《金匮钩玄》。

③ 烦：原作"颠"，据《濒湖脉学》及下文改。

有实火脉数，数而有力。

惟有儿童作吉看。

婴孩阳有余而阴不足，故六至为和平。

数脉主寒须知

脉来数大而无力，按之空空，如微细欲绝。经云按之数而不鼓，诸阳皆然，此阴盛于下，逼阳于上，虚阳浮露于外，而作身热面赤。戴阳于上，脉数无神，治当用参熟桂附，井水顿冷服之。医家不识，误用寒凉，脉反变数，益凉益数，可不畏哉！

前此论浮沉迟数四大纲领，粗言其大概也。以后从四大纲领复细言之，以定辨症用药大意。

浮 脉

【主病诗】

寸浮头痛眩生风，

头为天象而属阳，寸浮感风邪而头痛，或血虚火浮而头亦痛也。诸风掉眩皆属于肝，肝肾亏于下，虚阳浮动于上，则内生风，而有眩晕之病，上盛下虚，此寸脉所以浮也。头痛有内伤、外感之不同，外感头痛，有痛在阳经，有痛在阴经；内伤头痛，有痛在阴虚，有痛在阳虚也。太阳、阳明、少阳属阳经，厥阴头痛属阴经。

外感头痛 外感头痛邪从外入，治在风池、风府，调其阴阳，补不足而泻有余，汗在表而散在巅，此治伤寒之头痛也。

内伤头痛 内伤头痛在里，有元阴内亏，下虚上实而火炽者；有元阳内亏，九窍不利而气虚，经脉失调，头隐隐而痛不休者。法宜上病疗下，水亏则壮水，火弱则益火也。有痛在脑，昏愦不知人者，此痛极而厥也；有痛后神不守舍，神脏受伤也；有痛而抽痛如痉状者，此阴阳两亏，精不养神，血不养精，筋无血养，惟妇人血海空虚者尤多也。以上皆头痛之阴症，非参、芪、归、地、术、附、鹿茸之属难以挽回。大抵头痛在经者可治，头痛在脏者不可医也。

偏头痛 又有头风偏痛之症，痰厥头痛之症，亦肝肾亏虚，至木化为风，液化为痰也。头风而害目者，何也？目乃肝窍，火空①则发热，积阳明痰火为患，症实脉实。头痛者，又宜于清凉攻下也，此治内伤之头痛也。夫浅而近者，名头痛；深而

---

① 空：疑为错字。

远者，名头风。手足三阳之脉，上循头目，三阴脉至颈而还，厥阴入于颃颡①，连目系，出额，当于六经辨之。头痛、头风皆因清阳之气有亏，精华之血有损，不能交会于首也。倘夕发旦死，脏厥真头疼，真元久已离根，不及药治。

眩晕 眩晕一症，有风火相搏，旋转之象。男子吐血、衄血、下血有此症，妇人崩淋产后有此②症，去血而眩者；大怒气逆，肝火上冲而眩者；有色欲过度而眩者，必汗出；有肾水亏虚，水不荣木，木肆其强而眩者。亦有不专属浮脉者，如老人精衰，劳倦日甚而伤阴，大醉湿热而伤阴，痈脓大溃而伤阴，金石破伤而伤阴，产后崩淋而伤阴，其证面赤耳热，口干不渴，烦躁不寐，寒热往来，大便秘，小便赤，脉必弦细而数、弦大而数、细涩而数，无非精血受亏，阴虚为病，根摇则上虚眩仆，此阴虚之眩晕也。如劳倦费神伤阳而眩，呕吐过甚伤阳而晕，泄泻无度伤阳而眩，悲哀痛苦大叫大呼伤阳而眩，其证面色青惨，神倦气乏，畏寒厥冷，身面浮气，大便泄而小便清，脉必沉细而微，或弦细而迟，或亦有浮而大而空，无非元阳被耗，气虚为病，脏亏则逆气上奔，此阳虚之眩晕也。治阴虚则六味归芍汤加人参之类，壮水之主以生精血。治阳虚者，八味养血汤加人参之类，益火之源以生元气。至于火眩一证，如房劳火起于肾，暴怒火起于肝，思虑火起于脾，两耳鸣，两目昏黑，上重下轻，眩仆卒倒，脉亦细弱，无非虚火为用，此虚火晕也。有实火眩一证，人必强健，证必暴发，渴必引饮，始合浮脉兼洪数，其呕酸苦水之味，眩稍定，饮食寒冷之物，眩稍止，大

---

① 颃颡（hángsǎng 杭嗓）：鼻咽部。
② 此：原无，据上文例补。

便燥结，解后眩始缓，无非风火相搏，实热为害，盖上盛则火炎，火炽而旋转，此实火之眩也。治虚火宜六味汤、逍遥散之属，滋阴以制火，舒肝以养脾；治实火者宜三黄汤、竹叶石膏汤之属，清降以抑火，辛凉以泻热。所谓虚火可补，实火可泻。又有痰晕，水沸水泛，痰起于肾；风火生涎，痰起于肝；湿①饮不行，痰起于脾。头重眼花，脑转眩冒，倦怠嗜卧，饮食不甘，脉象缓滑，无非疲劳过度，气滞津液不行，此虚痰之眩也。若实痰眩晕，证实脉实，积热在阳明，其阻塞在经络，其菀遏在肠间，无非风火聚结，痰积生灾，停饮则火逆上升，实痰之晕也。虚痰，六味、八味、归脾之属，补脾肾之源，治痰之本。实痰，二陈加芩连、滚痰丸之属，逐肠胃之热，治痰之标。所谓实实虚虚，补不足，而损有余。于伤寒眩晕，虽有表散之法，莫不因汗吐下，虚其上焦之元气，所以致上虚则眩，下虚则厥。头眩皆属虚多，宜用温补之约治眩晕，其可不从事于补虚乎？

或有风痰聚在胸，关上土衰兼木②旺，尺中溲便不流通。

痰饮　愚按：右寸浮，肺金感风邪；左寸浮，心经生热痰。风痰聚胸，胸中乃心肺部位，故风痰聚于此。今日医家中风、厥逆、痫症、痓③症，概以风痰目之，不知外来之风中入皮毛，必发热恶寒，风邪伤卫也；内生之风发自肝木，必气弱精亏，乃虚火鼓动。故外感之风邪菀而生痰为实，内发之虚火灼而生痰为虚，内外之风原自不同，虚实之痰治亦各异。故风痰兼中风之症，有外袭之风，外风为阳邪，先入皮毛，决不比阴寒之

---

① 湿：原作"泾"，据《杂症会心录·眩晕》改。

② 木：原作"土"，据《濒湖脉学》改。

③ 痓：中医病证名。成无己《注解伤寒论》云："痓，当作痉。""盖痉者，强也；痓者，恶也，非强也。"

邪，不从阳经而直中三阴之速。设中风①属外风之说，则当入伤寒一门，何必又立中风一条？风邪最轻，从无直中伤人之患，何中风疾发有顷刻垂危？此可知外袭之风，表散清凉，如三化、续命、愈风等汤，议论纷纭，一药渐愈。惟是内袭之风，景岳以非风辨之，经所谓虚邪偏客身半，未尝云实，营卫衰，真气去，明是言虚，其言微，知可治，甚则不能言，不可治，从根本而验死生，又何及外风与六经之形证耶？即言及外风，不过外感之表邪，自有头痛、身痛、寒热之兼证耳。

逆之症　夫风自内生，东方之木气，气动便是火，火动便是风，气也、火也、风也，一也。且风不过气之逆，火之炽，并非气外而别有火，火外别有风也。第②此火发于肾，虚多而实少；此风根于气，阴亏而阳弱。中风之症，大约精血内竭，元气内败，如亏在阴，则虚火无制，亏在阳，真气无根。当此之际，必有一股虚气，从肾中间上夹脊，穿昆仑③，过泥丸④，直到命门，而三阴三阳之气突然而散，此五绝之候也，其半身不遂，偏枯之证也。口眼歪斜，筋无血荣也；舌喑⑤不能言，脾肾元亏，不能上达舌本也；口流涎沫，脾亏不能摄津液，肾亏不能藏津液也；口噤不开，阳明筋急，虚火灼而劲急，真气寒而拘挛也。治法：五绝症见宜参附汤、参术汤、大补元煎之类，以救垂绝之危险；偏中宜地黄饮子、八味、生脉、六君子汤，以扶余生之岁月；脾肾大败宜六君子、四君子、归脾、回

---

①　风：原无，据文义补。
②　第：但。
③　昆仑：道教语，指头脑。
④　泥丸：指上丹田，在两眉之间。
⑤　喑（yīn 因）：哑，不能说话。

中焦之谷气。倘内有燥热，风火相煽，亦令人暴厥，壮水补阴为稳。陈临川①曰治风先治血，血行风自灭。旨哉言乎！

愚按：尺中溲便不通，夫尺脉主沉，今反浮，乃元海无根，真阳下竭。肾虚失气化之机，肺虚失清肃之令，水火不交，阴阳否隔，小便癃闭。肾失开合之令，脏少精液之濡，阳气不行，精血枯竭，而大便不通。治法：在左尺则壮水之主，泾渭自通；在右尺则益火之源，阴凝自化。经曰：膀胱者，州都之官，津液藏焉，气化则能出矣。

小便不通 愚按：小便不通，责在肺肾二脏。盖肺主气，司清肃之令，通调水道，下输膀胱；肾主水，司开合之令，为生化之源，运行水道也。如上焦气分为病，则属金燥肺热，气不化水，清肃之源绝矣，《经》所谓"云雾不精则上应白露不下"，宜补中益气汤合生脉散主之，然后地气上为云，天气下为雨。如下焦血气为病，一属水亏火灼，膀胱液涸，难于气化，此真阴虚，阳无所附而闭塞，经所谓"无阴则阳无以化"，宜用六味、左归饮主之，然后肾气化，二阴之窍得行开合之令矣；一属气虚火弱，三焦寒冷，水道不行，此真阳亏虚，水寒冰冻而闭塞，经所谓"无阳则阴无以生"，宜用八味汤、肾气汤主之，然后阳和至而阴凝消矣。若小肠膀胱闭塞不通，乃六腑客热，此属有余之症，宜用八正散、六一散主之。服桂附太过，消尽肺阴，气难以化，宜补中益气汤。盖水道不通，乃危急之症，上侵脾胃而为胀，外侵皮肤而为肿，泛及中焦而为嗌、为

① 陈临川：即陈自明（1190—1270）。南宋医学家，字良甫，一作良父，晚年自号药隐老人，抚州临川（今属江西）人。著有《管见大全良方》《妇人大全良方》《外科精要》等。

呕，再及上焦而为喘，盐熨丹田、田螺罨①脐之法，皆治标而不治本，毋怪乎其多不治也！

大便不通、阴阳结 若大便不通，乃阳明、太阴合为病，有阳结、阴结，虚实可分矣。盖阳明之火，有自内而发者，如壮实之人，烟酒辛热炮炙之物过度伤胃，蓄有积热，热愈甚而结愈深，腹中胀痛，口渴，脉数有力而大便不通者，宜用大承气下之。有自外而入者，如伤寒时疫，大便不通，阳明内结，热燥痞满，脉数有力，前用过辛凉散风、甘淡驱湿，渐已入营，营分受邪，血液受劫，心神不安，夜甚不寐，或斑点隐然，撤去气药，从风热陷入者，犀角地黄汤，从湿热陷入者，犀角汤参入凉血药，若加烦躁便不通者，金汁亦加入，老人及平素寒体者，以人中黄代之，透斑便解为要，若斑不透，便不解，胃津亡也，主以甘寒，重则玉女煎，轻则蔗浆梨汁，此即热闭阳结也。有元气薄弱之人，患伤寒时疫后，津液耗伤，肠胃干燥而大便不通，不可强为疏导，俟胃气渐和，自然通达，或用蜜煎导之，此即虚闭阴结也。第秘结之由，除阳明热结之外，悉属少阴，《经》曰："北②方黑色，入通于肾，开窍于二阴。"又肾主五液，肾虚则津液枯，开合之令失矣。如肾热者，宜凉而滋之；肾寒者，宜温而滋之；肾虚者，宜补而滋之；肾干燥者，宜润而滋之。《经》又曰："肾苦燥，急食辛以润之。开腠理，致津液，通气③也。"虽然肾水内亏，阴火内灼，精血内枯，精液内涸而肠脏干燥，此阴虚而阳④结也。肾阳衰败，真火衰微，

---

① 罨（yǎn 演）：覆盖，敷。
② 北：原为"比"，据《素问·金匮真言论》改。
③ 气：此下原有"化"字，据《素问·脏气法时论》删。
④ 阳：原作"阴"。据文义及下文"此阳虚而阴结"改。

元气衰弱，不能传送而阴凝于下，此阳虚而阴结也。阴虚者壮其水，六味汤主之，阳虚者益其火，八味汤主之。若吐泻、汗后、老人、产后、病后、亡血、失血后，皆能秘结，非精液之亏，即气血之耗，宜滋润养阴，待其缓通，不可轻投硝、黄等药。按：景岳曰浮为表，而凡阴虚者，脉必浮而无力，是浮不可概言表可升散乎！遇失血脉浮无力，便血脉浮无力，用归脾嘘血归原，八味补火生土，无不切效。

沉 脉

【主病诗】

寸沉痰菀水停胸，

痰饮 　两寸脉元①浮今反沉，胸中之阳不运，津液结而为痰，菀于胸膈之间，水蓄聚而为饮，停阻于胸膈之下。胸中，心肺部也，沉属里为阴，缘阳气虚，无以化其津液，则肺气不能通膀胱而消痰饮；火弱无以鼓动其气，则心气不能通小肠而利水道。欲治痰菀，宜六君子汤；欲治水停，宜茯苓甘草汤或五苓散是也。

关主中寒痛不通，

寒腹痛 　关沉主肝经伏寒，两胁刺痛，胃中寒积，则中满吞酸，盖血虚寒，少流动也，所以痛。痛有虚实异治，实用疏利攻下，虚宜温补。盖塞因塞用，正虚人通因通用之法，何也？温补之即所以通之也，勿泥痛无补法，况沉脉属阴，气瘀不通，虚寒冷痛者居多乎！左关属肝胆之位，肝气痛宜用熟地、芍药以滋之；右关为脾胃之位，脾胃虚又健脾土以温之。

---

① 元：原来。《春秋繁露·垂政》："元，犹原也。"

尺是①**浊遗并泄痢，肾虚腰及下元恫**②。

尺主沉实而濡，今则沉而无力，症见浊遗、泄痢、腰痛等症，皆由肾虚失秘蛰封藏之本，而为元阳虚寒、元精不固之患矣。

浊症　愚按：浊症，在精窍者，茎中如刀割火灼，窍端时有秽物，如疮之脓，淋漓不断，由相火妄动，精离其位，败腐而出也。在溺窍者，小便如泔浆，小儿常有此，大人稍亦有此，一因湿热流注于膀胱，一因中气不足，溲溺为之变。又有赤白之分，盖精为血所化，浊去太多，精化不及，赤未变白，名为赤浊，此虚之甚者也。然赤浊从膀胱来者居多，小便混浊，色赤如血。总之，五脏之伤，六淫之变，难以言尽，脉候参详，浊症立判矣。

遗精　遗精之症，梦有形象，遗而知觉者，乃相火之炽。梦无影迹，遗而不知觉者，乃心肾之亏虚。然少年纵恣，心有妄想，外有妄遇，君火摇于上，相火动于下，心肾相应，水不藏而木疏泄，梦而精耗者更多也。《经》曰："阴阳之要，阳密乃固。""阳强不能密，阴气乃绝；阴平阳秘，精神乃治。"

泄泻　泄泻有内因饮食积痰也，有外因湿与热也，有内伤脾与肾也。如腹痛而泄，泄后痛减者，是食积，宜消之。时泻时止，或多或少，是痰积，宜豁之。腹不痛者是湿，宜燥渗之。腹痛肠鸣泻水，痛一阵泻一阵者，是热，宜清利之此症亦有寒痛，宜细参脉之有力无力，细辨之自明。脾泻已久，大肠不禁，宜涩之。饮食入胃不消，或完谷不化者，是肾气虚，宜温补之。肾阴水

---

① 是：《濒湖脉学》作"部"。
② 恫（tōng 通）：痛苦。

亏，虚火下迫而泻者，宜壮水以补之。虚劳久嗽，肺传大肠者，是表里为病，宜壮水以滋之，或益火以温之。实热者宜下之，下陷者宜升之。冯氏①云：肾开窍于二阴，若肾气衰弱则不能蒸腐水谷，世人但见泄泻，概用参术补之，殊不知参术乃补脾中州阳气之药，不能补至阴闭藏封蛰之司也肾为胃关，关门不利，故聚水而从其类也。一阳之火若无，二阴饮纳何能处于釜底而为蒸化五谷之具？又有产妇，产后气血虚，暴注下迫，疾走大肠，食饮入胃，不能变化精微，时时频泄，未免下多亡阴，泄久亡阳之患，中焦不化而噫气嗳腐，腹中肠鸣。体实者，暂可平胃散加减，一二剂不可多进。体虚者，夹食不消，用长生活命饮加健脾药活命药即炒西党、焦锅巴二味。至于肾为生气之原，命火不能生脾土，去血过多则伤肾阴，气因血耗则伤肾阳，阴虚火必刑金，上逆咳嗽，肺虚移热大肠，下通泄泻。医不知有肾阴亏虚泄泻之证，一味补土，未见奏功，若误认火食，更为庸医矣产后泄泻，自宜先以温补元阳，佐以健脾，自无不愈。或六君子加减，或理阴煎加减。盖阳虚泄泻必命火微，己土不生，真气不固，自有脉症可据，阳虚者脉必细迟而微，或空大而虚，证必面色白惨淡，手足冷而浮肿；阴虚有火者脉必细数，面赤口渴为异也。《会心录》云：脾阴虚有火者，嘉禾饮；脾气虚无火者，六君子汤产后之火，虚火也，宜从治为主，加桂黄；肾虚有火者，六味加人参；阳虚无火者，八味加人参。倘服此而泄不止，四神丸用参吞下，再用枯矾、附子、五倍子，研末和面，人唾作饼，贴脐中，无不立效，此治内因者也。

---

① 冯氏：即冯兆张，清代医家，尤擅儿科。字楚瞻，浙江海盐人。著《冯氏锦囊秘录》。

痢症　痢疾一证，夏秋湿热，热菀本乎天，因热求凉，过食生冷，因乎人，古方用承气汤，荡涤肠胃，通因通用，惟壮实者，肠胃坚固，可推荡也。然近世脾胃衰者十之七，虚寒下痢者十之六，若概以实耶，大黄、黄连之属投之，无不损肾败胃，绝谷而亡。初病宜和中养胃，清热解①毒；挟寒者加姜术饮，万举万当；久则因固胃气而尤莫要于补肾阴，夫肾为胃关，开窍于二阴，未有久痢而阴不亡者，未有阴亡而肾不虚者。故治痢不知救脾胃，何医之足称乎？腰为肾之外候，诸脉贯肾而络于腰，肾气一虚腰必痛矣，惟跌扑之伤不涉于虚，其余风寒湿热，虽有外邪，亦必乘虚而犯，究之犯者为标，虚者本也。

时疫补阴　愚治时疫初起，有邪伏募原未动者，见沉脉投以补阴之剂，助其正气，邪方出表，然后脉数而壮热矣。若俗见必谓早投补剂，闭门捉贼，邪无出路，柴葛羌防之属妄进，岂不殆哉！养正退邪，东垣法也，可为知道。

松按：痢症即时疫中浊邪中下，名曰浑者是也。毒入胃脘、上焦，越于肌表，发寒恶热。毒中胃脘、下焦，走入大、小肠，剥脂膏之脓血则重急。其为热、为寒、为实、为虚，因人之体质不同，受病亦异，故初有黄金汤，解毒救胃，继用扶脾土、补真元。体实受邪，黄金汤加黄连一味，若兜涩太早，恐变休息痢。观高鼓峰②《己任编》③内治徐五宜先生患痢，日夜百次，里急后重，脉已歇至。前医用朴、陈、槟、壳、木香等药，

---

① 解：原作"改"。据文义改。

② 高鼓峰：（1623—1670），名斗魁，字旦中，浙江鄞县人。高氏少时喜好书法，兼好医药方书。因举兵抗清败归，遂由儒而精医。高氏著有《四明心法》，又名《医家心法》《四明医案》，另遗著诗文有《桐斋集》《语溪集》《冬青阁集》数种。

③ 己任编：即《医宗己任编》。清朝高鼓峰等著，分八卷。

不愈。鼓峰诊之，谓脉洪弦而数，毒及少阴，当急顾其阳明，疏方用生熟二地一两，归、芍、丹皮、黄连三钱，甘草五分。群医多在旁訾议①，服之必饱闷增剧矣。孰知次日次数尚频，急重已除，洪数亦减。过数日加人参、白术、山药、茯苓，饮食大进，病亦渐愈。故痢症脉之歇至，本以毒盛壅遏隧道，阴精不承，数动一代者，病在阳之脉也。此症惟景岳、高鼓峰、薛新甫②善治，宜将三先生之书细参之，自有会心。

迟　脉

【主病诗】

寸迟必是上焦寒，关主中寒痛不堪，尺是肾虚腰脚痛③，便溲④不禁疝牵丸。

胸中少生发之机，气不生精，上焦寒矣。脾胃失转输之运，而阴寒凝滞，痛不堪矣。尺脉迟，阳气不行，肾中之阳少封蛰之藏，腰转摇而艰难，足受湿而作肿，溲便失闭藏之固，寒疝责在任脉之虚，精不化气。

腰痛　愚按：肾者，腰之府，转摇不能，肾将惫矣。膏粱之人，欲竭其精，腰脊痛不能举，是骨髓空而肾元亏，宜八味、六味以补阴之不足也。若肾着为痛，是因经虚而受湿得之，其体重腰冷，如带五千钱，治宜去湿兼用温暖之药，则阳气足，自能运动而愈矣。

---

① 訾（zǐ子）议：议论、指责人的缺点。

② 薛新甫：即薛己（1487—1559），字新甫，号立斋。吴郡（今苏州市）人。明代医学家。

③ 痛：《濒湖脉学》作"重"。

④ 便溲：《濒湖脉学》作"溲便"。

脚气 脚气之说，古无是名，自晋苏医而始有此名。其症有自内而得，有自外而感。自内而得者，以肥甘酒醴过度，湿热等物过服，致令湿壅下焦，走注足腿而渐肿痛，此脚气之内因也。自外而感者，以阴寒水湿雨雾之气，或坐卧湿地，致令湿邪袭入皮肉筋骨脉络，而凡清气湿气袭虚，则病起于下，致为腿足之病，此脚气之外因也。但初发之时，必头痛发热，洒洒恶寒，自膝至足，或见麻痹，或见冷痛，或红肿，或日见枯细，或如冰冷，或如火热。治之法惟寒者温之，热者清之，在表者散之，在里者下之；虽有补剂，所当禁也。《经》云："邪之所凑，其气必虚。"壮者气行则愈，怯者着而为病。是外湿有乘虚而入者，由肌凑之不密；内湿有因虚而发者，由元气之不运。盖体实者必不可补，虚者不可不补，新起而暂者必不可补。屡发而久者不能不补，若脚气冲心，呕吐不止，真武汤重加人参两许，坐镇北方，借此参附之力以鼓元阳，速逐阴邪从下而出也。

小便不禁 小便不禁一症，肾虚失职，气虚失守而然。气为水母，水不能藏，气不能固也。《经》云："水泉不止者，是膀胱不藏也。"又云：膀胱"不约为遗溺"。古方多用固涩之药，不过固其门户，此亦治标，非塞其源也。夫小水虽关于肾，而肾脉上连肺，肺气无权，肾水终不能摄。故治水者必先治气，治肾者必先治肺，庶得治本之旨也。薛立斋[①]有因劳倦发热作渴，小便自遗，作肝火血虚为治，然不禁之病虽有热症，亦有虚火多而实热少，大抵频数属热者多，属虚热者更多，不禁则属虚寒者多耳。肺气虚则不能摄，肾气虚则不能固，膀胱因肺

---

① 薛立斋：即薛己。

肾之气虚则不能藏，此不禁之所由来也。治法以八味汤合生脉散加减，加鹿茸、河车、黄芪、枸杞、菟丝及螵蛸之属，皆为合法。亦有暂投补中益气汤，以升为固者，但不宜多服，何也？过升则降少，且升、柴皆走散药，如属热之症，亦属肾水虚，而虚火下迫，疾速下行，六味汤为上药，寒凉非所宜也。

七疝① 内结七疝症，乃任脉为病，冲狐癫厥瘕□癃，分言疝之形。盖疝乃筋脉受邪，寒则多痛，热则多纵，湿则肿坠，在血分者不移，在气分者多动。夫疝虽属肝为病，必推原于肾。《经》云："诸寒收引，皆属于肾。"故疝之挛急，上冲心胃，正肾气为病也。况肝肾同治，乙癸同源。《圣济录》云：嗜欲伤肾②，无以滋荣肝气，则留滞内结，发为阴疝，是疝发于阴虚者多也。若治疝不从化原，而日以伐肝疏导从事，则病益剧而难疗。按：景岳云迟为寒矣，而伤寒初退，余热未清，脉多迟滑，是迟不可概言寒，可温中平！

愚治邪热内结，寒气内菀，气口迟滑者，清热解结，无不应手。可见迟脉不尽属寒者，医家变而通之，症脉合参为的。

数 脉

【体状诗】

数脉息间常六至，阴虚③**阳极**④**必狂烦，**

数脉属阳，水虚火炎，故阴血微弱，阳火强盛，必有烦狂之症。又关后阴脉微，关前阳脉胜，亦主狂烦。

---

① 七疝：原作"七疝症"，据原书目录改。
② 嗜欲伤肾：《圣济总录》原文为："嗜欲劳伤，肾水涸竭。"
③ 虚：《濒湖脉学》作"微"。
④ 极：《濒湖脉学》作"盛"。

烦狂① 　愚按：烦狂有七情所发，病因于内，有伤寒所发，病因于外。肾水素亏之人，志愿太高，所欲不遂，思虑菀结，屈无所伸，致邪乘于心，则为神魂不守，邪乘于胃，则为暴横刚强，甚则登高而歌，弃衣而走，逾垣上屋，皆非遂其心愿，快其意志，解其菀怒，而徒恃药力，难以奏效。若伤寒发狂，有热邪在胃上并于心，神志不定而狂者，有阳盛四肢实，衣被不敛，言语不避善恶亲疏者，是神明之乱也，《难经》所谓重阳者狂也。有蓄血发狂者，血上逆则上忘，血下蓄则如狂，凡热在下焦，少腹当硬满，小便自利者，蓄血也。有瘟病疫病发狂者，热毒盛，脉大，腹满便秘是也。有阴躁如狂，实非狂症，为阴极发躁，周身之火浮游于外，欲在井中，欲投泥水中卧，其脉沉微，足冷，此阴盛隔阳，气欲脱而争，如灯将灭而暴明矣。至于烦症，乃不安而扰扰，心胸愠怒如有所触，外不现形，所谓内热曰烦，谓心中菀烦是也。盖烦出于心，为有根之火，病在可治；不似躁出于肾，为无根之火，病在不治也。

浮沉表里分虚实，惟有儿童作吉看。

脉有浮数，浮数则表热，有沉数，沉数则里热，有虚火脉数，数而无力，有实火脉数，数而有力。

男子二八而天癸至，女子二七而天癸至，婴儿阳有余而阴不足，故六至为和平，即二七至亦其常也。

【相类诗】

数比平人多一至，紧来如数②似弹绳，数而时止名为促，数见关中动脉形。

---

① 烦狂：原作"癫狂之症"，据原书目录及正文改。
② 数：原作"类"，据《濒湖脉学》改。

一呼一吸，五至多一至，六至矣。

紧脉绷急有力，左右弹手，故急数类此。

数脉时一止①名为促，阳之象也。

动脉数在关上，形如豆粒，厥厥动摇之象，两头俯中间起也。

【主病诗】

数脉为阳内热知②，

数脉为阳，热病所宗。然暴数者外邪之实热，久数者内脏之虚热也。

只将君相火来医，

君将焚灼，相火上腾。正治壮水之主，而坎离交垢；逆治则引火归元，而相安位。

实宜凉泻虚温补，

实火可泻，芩连之属；虚火可补，参芪之属。

肺病秋深却畏之。

肺病而遇秋凉之时，金正当令，如数脉之火亢，必克肺金，其病必危，乃虚劳失血之病是也。

寸数咽喉口舌疮，

咽痛③　愚按：喉在前主气，咽在后主食，十二经脉惟足太阳主表，别下项，余经皆上循喉，故得以病之，而统在君相二火。《经》所谓"一阴一阳结，谓之喉痹"也。《经》又云："咽主地气，喉主天气。"夫肺主气，天也；脾主食，地也。故喉纳气，咽纳食，纳气者从金化，纳食者从土化。金性燥，土

---

①　止：原无，据文义补。

②　内热知：《濒湖脉学》作"热可知"。

③　咽痛：原作"咽喉痛症"，据原书目录及正文改。

性湿。至于病也，金化变动为燥，燥则涩，涩则闭塞而不仁，故在喉谓之痹；土化变动为湿，湿则泥，泥则壅胀而不通，故在咽谓之肿。治法内空火发者，六味、八味实其下；外邪内袭者，通圣、甘桔疏其表。若变化而神明之，则又存其人矣。

口舌病并疮① 口者，五脏六腑所贯通也，为脾之窍，胃、大肠脉之所抉，脏腑之气皆由此出入，若门户也。如脾热则口甘，肝热则口酸，心热则口苦，肺热则口辛，肾热则口咸，胃热则口淡或臭。更有谋虑不决，肝移热于胆而口苦者；有脾胃气弱，木乘土位而口酸者；有膀胱移热于小肠而口糜溃烂者。若口疮初发，宜用辛轻升散，使菀火外达。有中气不足，脾胃虚里，不能敛纳，下焦阴火被迫上炎，以致虚阳口疮者，用附子理中汤、八味汤主之。又有素食甘美多肥，令人内热而病口甘者曰脾瘅，宜用四君子汤加荠苨②、黑豆、梨汁、兰花叶主之。又有肾虚火浮于上，达于舌本而口疮者，宜用六味汤加童便主之。总之，口甘、口糜以脾胃实热治之不愈者，是虚火也，从治之则已。舌主尝五味以荣养于身，资于脾胃以分布津液于五脏，故心之本脉系于舌根，脾之络脉系于舌旁及舌下，肝脉亦络于舌本，肾脉循喉咙达舌本。有中风舌强，语言蹇③涩者；有伤寒时疫，舌卷短缩者；有血虚，风热乘之，舌肿满口不消者；有血虚心热，舌裂而疮者；有思虑过度脾肾亏，无根之火

---

① 口舌病并疮：原作"口舌症"，无"并疮"二字，据原书目录及正文改。

② 荠苨（nǐ 你）：亦称"甜桔梗"。

③ 蹇：通"謇"，口吃，结巴。《谢滕王集序启》："言辞蹇吃，更甚扬雄。"下同。

上逆而舌疮者；有重舌①木舌②，皆心脾二经积热所致者。至于伤寒时疫，舌苔有三十六种之不同，则有《金镜录》③验舌之法，载在《薛氏医案》④。在今寸数，上焦之火，若浮数洪数，类有力，则为风热感冒之症，用疏风清散，所谓火菀发之也；若空数细数，涩而无力，则为心火肺虚二者，虚火之病当用壮水正治，或用益火反治，所谓病在上者治在下也。然外感症其来暴而暂，内伤症其来缓而久也。

吐血⑤咳嗽肺生痈，

脉数而吐⑥血咳嗽，虚火灼也；肺内生痈，火邪入肺也。

吐血⑦ 愚按：血本属阴，至静而不动也，以不动而变动象，非血之必欲动也，因气动而血亦不得不动，盖气亢即变为火，火盛血妄逆，由水虚火不安其位也。故失血症，有咳血出于肺，咯血、唾血出于肾，吐血成盆带食者出于胃，白两胁逆上者出于肝。从肺、肝、肾咳出者，出于气管，主伤在脏；从胃带食吐出者，出于食管，主伤在腑。伤在脏者重，伤在腑者轻；血后咳嗽者重，不咳嗽者轻；脉洪数者重，细缓者轻。治咳血，壮水保金为正治，补火益气为逆治，知柏地黄汤为实火者治也。治胃血，清火养胃为正治，温中固气为逆治，犀角地黄汤为实火治也。虽然一切血症古人以胃药收功，尤妙于补脾

---

① 重舌：中医学病症名。因舌下近舌根处，其肿形似舌，故名。

② 木舌：一种病症。舌头肿胀木硬。

③ 金镜录：即《敖氏伤寒金镜录》，元·杜清碧撰于1341年。此书是现存较早的舌诊专著。

④ 薛氏医案：明·薛己撰。

⑤ 血：《濒湖脉学》作"红"。

⑥ 吐：原无，据文义补。

⑦ 吐血：原作"吐血症"，据原书目录改。

者也。至于伤寒，诸阳受邪，其邪在表，当汗不汗，热毒深入，故吐血也，宜凉之。

咳嗽[1]　咳嗽惟有二症，一曰外感，一曰内伤，尽之矣。夫外感之嗽由皮毛而入，盖皮毛惟肺之合，外邪袭之必先肺，久而不已，自肺传于五脏，甘桔汤为正治，六味汤为变治也。内伤之嗽必起于阴分，肺燥[2]属金，为水之母，阴损于下则阳孤于上，水涸金枯，肺苦于燥，燥则痒，痒则嗽不已，六味汤为正治，八味汤为从治也。又有金寒水冷，肺咳不愈，背喜温而恶寒，吸冷风而嗽，甚痰出而冷，脉细而迟，理中、六君补土以温肺也，八味、肾气补肾以温肺也。大抵外感咳嗽，脉数者易治，内伤咳嗽，脉数者难治。肺痈一症，脉浮数而发寒热，咳则胸中隐痛，痰出腥臭。治法以清肺热、救肺气为主，能清一分肺热，则存一分肺气，而热必须涤其壅塞，分杀其势于大肠，令秽浊下移也。

当关胃火并肝火，

左关为肝热，目赤耳鸣口苦；右关为脾热，口臭胃烦呕逆。

尺属滋阴降火汤。

尺脉见数，阴不维阳，水亏火亢，龙火有燎原之势，相火有刑金之害。六味滋阴降火，正治之法也；八味引火归根，反治之法也。

滋阴之法[3]　愚按：赵养葵[4]云滋阴降火，谓其滋阴而火自

---

① 咳嗽：原作"咳嗽症"，据原书目录改。
② 燥：原作"躁"，据文义改。
③ 滋阴之法：原作"滋阴症"，据原书目录及正文改。
④ 赵养葵：即赵献可，生卒年不详。字养葵，号医巫闾子。明末鄞县人。其说宗薛己。以命门学说的贡献驰誉医林。著有《医贯》《邯郸遗稿》等书传世。

降，当串讲不必降火也。二尺各有阴阳水火互相生化，当于二脏中各分阴阳虚实，求其所属而平之。若左尺脉虚弱而细数者，是左肾之真阴不足也；右尺脉沉而数欲绝者，是命门相火之不足也。按：景岳云："数为热矣。"而凡虚损之候，阴阳俱亏，气血败乱者，脉必急数，愈数者愈虚，愈虚者愈数，是数不可概言热。

产因血虚 产后血虚火妄动，阴不维阳。初产一二日者，脉数无力，即是虚热气不退，用甘温补益药，脉数始静。

治时疫传里，脉数无力，用大温大补之剂，脉数亦即退，奈何？时医概以火治，误人不小也。按：迟、数二脉，非形象可寻，惟在至数领会，以营行脉中，卫行脉外，脉不自行，随气而至，气动脉应也，若云某部脉迟，某部数，某部不迟，某部不数，决无是理，以气动脉应，气缓则脉缓，气急则脉急，岂同求在形象之脉，而六部有同异哉！

辨脉总论 松舫按：看脉不可拘，亦不可忽，不可躁，亦不可易。故有对看法，有正看法，有反看法，有平看法，有仄看法，有彻底看法。如有浮即有沉，有大即有弱，有滑即有涩，有数则有迟，合之于病，浮表沉里，大有余，弱不足，滑为血盛，涩为气少，动为阳搏，弦为阴搏，数为在腑，迟为在脏，此对看法也。如浮、大、滑、动、数脉，气之有余为阳，当知其中有阴病阳胜之机，沉、弱、涩、弦、迟脉，气之不足名阴，当知其中有阴胜阳病之机，此正看法也。夫阴阳之在天地，有余而往不足随之，不足而往有余从之，知从知随，气可与期，故其始也，为浮为大为滑为动为数，其继也，反沉反弱反涩反弦反迟，是阳消阴长之机，其病为进；其始也，为沉为弱为涩为弦为迟，其继也，微浮微大微滑微动微数，是阳进阴退之机也，其病为欲愈，此反看法也。浮为阳，更兼大、动、滑、数之阳，是为纯阳，必阳盛阴虚之病矣；沉为阴，更兼弱、涩、弦、迟之阴，是为重阴，必阴盛阳虚之病矣，此为平看法。如浮而弱而涩而弦而迟，阳中有阴，其人阳虚而阴气伏于阳脉中也，将有亡阳之变，当以扶阳为急务矣；如沉而大而滑而数者，阴中有阳，其人阴虚而阳邪下陷于阴脉中也，将有阴虚之患，当以存阴为深虑矣，此为仄看法。如五阳脉体不变，而始为有力之强阳，终为无力之微阳，知阳将绝矣；五阴脉虽喜变，阳如忽然暴见，是阴极似阳，知反照之不长，余烬之易灭也，是为彻底看法。更有真阴真阳之看法，阳者，胃脘之阳也，脉有胃气，是知不死；所谓阴者，真脏之脉也，脉见真脏者死。然邪气之来也，紧而疾，谷气之来也，徐而缓而和，又不得以迟数等定阴阳矣。盖十脉中，浮沉是脉体，大弱是脉势，滑涩是脉气，动数是脉形，迟数是脉息，总是病脉，非平脉也。余于己卯试于金陵，头场文艺已毕，明远楼漏下四鼓，适隔号有一生，乃太仓朱姓者，医理甚精，年将望八，因与谈论脉理。据云：先哲有云"浮而无力为阳虚，沉而无力为阴虚"，此道指常耳。然阳虚者必反见阴脉，故阳愈虚，脉愈沉，如沉之极而复反浮，是微阳欲脱之兆也，若服药得中脉者吉，若忽然而浮而短涩，肺之真脏，见浮而散大，心之真脏；见阳脉反是阴虚，然阴愈虚则愈浮，如浮极而复沉，是真阴已绝之兆，若服补药而渐沉者吉，忽然而沉，或沉而散涩，或绵绵欲绝者，不可复治矣。此阴阳反作之脉法。余深服此语，至三场，余访其人，不可见矣。

滑脉阳中阴

【体状相类诗】

滑脉如珠替替然，

如珠之圆而不滞，不似实脉之逼逼①然应指，紧脉之往来劲急，动脉之见于一部也。

往来流利却还前，

势不安静，鼓荡流利，如盘珠荷露。却还前，形容其旋转轻脱也。

莫②将滑数为同类，

滑数之脉，各分两种，而不同类，盖滑以形言，数以至数言也。

数脉惟看至数间。

数脉则有六至不同，滑脉如珠。

【主病诗】

滑脉为阳元气衰，

阳盛则阴虚，壮火食气，故元气衰也。

痰生百病食生灾，

火灼津液则生痰，热聚胃脘则停食，痰为害而百病变生，食阻滞而脾受灾矣。

痰症　愚按：痰有五，皆津液熏蒸而结聚成形，总不外标在脾，而本在肾也。盖脾胃之痰属湿，有寒痰热痰之异；肾家之痰属虚，有水沸水泛之殊。然湿痰宜燥，肠胃湿热生痰者，

---

① 逼逼：胀满貌。此指实脉，应指饱满。逼，同"愊"。
② 莫：原作"其"，据《濒湖脉学》改。

不宜燥；虚痰宜补，肾火灼金，肺燥生痰者，宜滋补。故但治痰之因，使津液各归其经，而非痰矣。伤食必因脾胃衰弱，不能转运化谷也。治者必以助脾顺气，俟其腐熟而去之，滞去之后，尤当补养中州，俾脾胃旺，而土中之火自旺，庶不至食再伤。若误用攻下，耗伤胃液，积滞转固；或攻其滞，脾胃愈虚，停滞胀肿，中气伤而变症出矣。然又有肠胃多火之人，饮食自倍，脾胃乃伤，上则噯腐，中则腹痛，下则泄泻，此则宜于平胃加黄连也，仍必察其脉，滑中有力无力。

上为吐逆下蓄血，

滑为阳，阳火上逆则主呕吐，火盛血壅则主蓄瘀。

吐症 愚按：吐症有上中下之分。上焦在胃口，主纳而不出；中焦在中脘，主熟腐水谷；下焦在脐下，主出而不纳。如吸门干槁①之吐谓之噎；贲②门干槁之吐谓之隔；幽门阻塞之吐谓之反胃；上吐下泻，阴阳混淆，谓之霍乱；壮热呕吐谓之时疫；呕酸痰水谓之痰饮；叶孕呕吐谓之恶阻；噯腐呕吐谓之宿食；连吐黑血谓脱瘀；痛吐蛔虫谓之厥逆；口臭出血，舌黑紫斑，大吐不止，谓之中毒。大抵暴吐属热，久吐属寒，吐后气壮者属实，吐后气弱者属虚。亦有暴吐不止，冷汗自出，而胃绝者；亦有肾火冲逆阳明，呕吐烦渴而不纳谷者；亦有肝火暴强，侮所不胜，而呕吐酸味者；亦有虚损嗽急，带食吐出者；亦有伤寒六经呕吐，宜分虚实寒热者；是吐病不一，惟神而明之，辨各经之虚实而施治焉。

蓄血症 蓄血者，瘀血蓄结于内也。内伤蓄血，或积劳多

---

① 槁：通"槁"，干枯。《说苑·建本》："弃其本者，荣其槁也。"下同。

② 贲：原作"喷"，据文义改。

怒，或负重努力，或思虑过度，皆致蓄血。在于阳明，由脾胃元气虚弱，少生发之机，而血随气阻，治宜归脾汤加桃仁，佐八味丸，多服自然元气盛，而瘀血自行矣。伤寒蓄血，太阳病六七日，表症仍在，脉微而沉，反不结胸，其人发狂者，以热在下焦，少腹当硬满，小便自利者，必有蓄血，令人善忘，所以然者，以太阳随经，瘀热在里故也。许学士[1]云：血在上则善忘，在下则发狂也。《伤寒辨证》[2] 云：蓄血有瘀，有燥，有轻，有重，有上，有下，有宜温以散之，有宜补以逐之。此治伤寒蓄血之法也，临症者详审之。

女脉调时定有胎。

滑而匀和，内有胎也。《经》曰：妇人手少阴脉动甚者，孕子也。阴搏阳别，谓之有子。可见滑数调和之中流利如珠，有一团胃气之象，定胎孕矣。

寸滑膈痰多[3]呕吐，吞酸强舌嗽因生[4]，

左寸滑，痰逆舌强，心经热也；右寸滑，痰饮咳嗽，肺经热也。至于呕吐吞酸，虽属阳明，而火势炎上，寸脉亦虚。《经》曰：诸痿喘呕皆属于上，诸逆冲上皆属于火，诸呕吞酸皆属于热，宜降而抑之。

吞酸脾胃痰饮 愚按：曲直作酸。酸者，肝之味也。吞酸者，木菀而不达，侮所不胜，致痰阻塞胃间，酸造而成，咯不得上，咽不得下，酸味刺心，嗳出如醋，嘈杂不堪者也。然病

---

① 许学士：即许叔微（1079—1154），字知可，宋真州（今江苏仪征县）白沙人。曾为翰林学士，成年后发愤钻研医学，活人甚众。

② 伤寒辨证：伤寒著作，四卷，清·陈尧道撰，刊于1678年。

③ 多：《濒湖脉学》作"生"。

④ 强舌嗽因生：《濒湖脉学》作"舌强或咳嗽"。

在脘上最高之处。初病吞酸，脾胃强壮，脉实有力者为实热，平胃散加黄连主之。久病吞酸，脾胃虚弱，脉虚无力者，宜六君子汤加附子主之。有少年色欲过度，肾火冲逆于胃，虚火结聚，停积为酸者，乃虚损之渐也，宜六味汤加石斛主之。有中年肾水渐枯，虚阳偏炽，胃阴耗灼，水饮变酸者，乃噎膈之渐也，宜六味汤合生脉散主之。有肾火渐衰，真阳微弱，胃间寒冷，水饮变酸者，反胃之渐也，宜八味汤合生脉散主之。考之于古，河间①以酸为热，东垣以酸为寒，以愚观之，寒热皆有，吞酸之症，惟脉之有力无力为辨，而寒热可分矣。

当关宿食肝脾热，

肝热则内风生而痰起，脾热则土干燥而食阻，故两关脉滑矣。

渴痢癥淋尺部明②。

渴而引饮，相火炎上也。下痢脓血，阴液内亏也。癥疝内结，膀胱湿热也。小便淋沥，肾火内灼也。病在下焦，故尺部见之。

渴症 愚按：渴症，内伤外感皆有，脾为胃行其津液，脾脏少血，胃阴有亏，热从中生，而作渴矣；暴泄之后，脾胃受困，津液耗而亡阴作渴矣；烟酒煿炙，肠胃蕴热，蓄积之深，而作渴矣；营气不从，逆于肉理，疽毒将发，脉数大而作渴矣；口干饮水，善食而瘦，肾火游于胃，为中消，而作渴矣；心移热于肺，舌上赤裂，肾火游于肺，为上消，而作渴矣；耳轮焦

---

① 河间：即刘完素（约1120—1200）。金代医学家，字守真，河间（河北省河间市）人，故人称刘河间，自号通玄居（处）士。金元四大家之首，寒凉派创始人。

② 尺部明：《濒湖脉学》作"看尺部"。

枯，小便如膏，肾火自焚，为下消，而作渴矣；远行劳倦，而遇大热，精耗神伤，而作渴矣；醉饱入房，五液皆燥，肾阴不足而作渴矣；产后面赤壮热，烦躁不安，阴血受亏，而作渴矣；大吐血后，水涸金燥①，虚火烦躁，而作渴矣；虚火咳嗽，真阴败绝，骨蒸内热，而作渴矣。然渴症所发不同，所因各异，其为干燥亡液一也。治法除实热用清凉止渴之外，非救胃津，即救肾水，非益阴血，则补元气，内伤作渴之治，不外是矣。

表症口渴 伤寒渴症，邪热入脏，津液耗竭，而脏腑精华不足也。故五六日之间而作渴者，是邪已传阴分，理之宜然。若一二日间尚在三阳，未传变而渴者，理之所逆，盖里既热甚，而表症未罢，是谓两感。如表症既退而渴者，是邪尽入于里也。若六脉洪数，重按有力，果是实症阳症，方可与以新汲凉水，否则恐有上热下寒者，便忌寒凉矣。凡阴症口燥口渴，不能饮水者，此虚热上迫而为假渴，四逆汤主之。温病疫病一发，即烦渴饮水，一以菀热自内而发，一以热毒自外而入，六味汤加童便主之。《医贯》云：伤寒口渴一症，热邪入于胃腑，消耗津液故渴，恐胃汁干，急下之，以存津液。其次，但欲饮水者，不可多与，并无治法，纵有治法，徒加黄连、麦冬、五味、花粉，甚则知母、石膏以止渴，此皆有形之水以沃无形之火，安能滋肾中之真阴乎？若以六味地黄汤料大剂服之，其渴立愈，何至传少阴，而成燥实坚之症乎？

疟口渴 疟疾一症，热甚而烦渴者，人参白虎汤主之。中暑，表里俱热，烦躁口渴者，六一散主之。暑伤元气，气短倦怠，口渴多汗者，生脉散、清暑益气汤主之。后学者能如此会

① 燥：原作"躁"，据文义改。

悟贯通之，治渴一症，思过半矣。

五淋症① 愚按：淋症，欲出不出，滴沥不断，不能流利，有气、石、血、劳、膏之五者，总不外肾虚生火，膀胱生热也。盖淋虽溺窍有病，实由精窍有病，溺窍受精窍之累而亦病。夫精窍不常开者也，缘主收藏者，为肾司开合，肝挟相火，主疏泄。肾之阴虚，则相火妄动，精窍时时疏泄，精道开则溺道闭塞，膀胱之腑为肝肾之火及之，小便频数欲下，而碍于精窍之开大，下而苦于溺窍之闭塞，是以茎中急痛，欲去不去，不去欲去之，莫可如何也？大抵热蓄膀胱，溺出艰难，色见黄赤者，此溺窍为病，与精窍毫无涉，其病必暂，其口必渴，大便必秘结，脉必实，其人必壮实，宜专去火，八正散、六一散主之。

若气淋者，有阴虚生热，肝肾之气少闭藏，而妄疏泄也；有阳虚生寒，肝肾之气下陷，而不自固摄也。阴虚者，左归饮、六味汤；阳虚者，补中益气汤、八味汤主之。

石淋者，肝肾之火下走阴窍，精结成块，状如砂石，亦海水煮为盐之意也，六味合甘豆汤加童便主之。

血淋者，肝肾之火下逼，致阴络受伤，血从精窍漏出，热及膀胱，小便急数，故涩痛不堪，而血溺齐下，不似尿血，出而不痛，惟精窍独病也。正治六味汤；火炽甚，知柏地黄汤；血不摄，归脾汤主之。

劳淋者，因劳倦而作，属心脾两虚；有强力入房，属阴虚火动也。劳倦归脾汤，阴虚六味汤主之。

膏淋者，肾虚不能制火、制其精液，类浊而下行便中有蜓

---

① 五淋症：原作"淋症有五"，据原书目录改。

蚰①之状，亦精溺俱出也。阴虚六味汤，阳虚肾气汤主之。夫平人，非入房之时，精窍闭而不开，故小便大行，并无阻塞之机。淋病，即不入房之时，精窍开而不闭，溺窍病，其常开，碍其出路，水气渐积，膀胱壅胀，奔逼不已，然后精窍稍收，始让溺窍之道。是以内则艰涩不利，点滴而下，所出不长，外则努力助势，频解不多，虽稍通利，而又复阻矣。治淋其可不悟会此中机关，而概以湿热为病，妄行通利耶？故景岳先生云：平人脉滑而和缓，此乃营卫充实之佳兆；若过于滑大，则为邪热之病；又凡病虚损者，多有弦滑之脉，此阴虚然也。泻痢者，亦多弦滑之脉，此脾肾受伤也，安可通以火论乎？

愚治下血久亏，胎疟久发者，多有弦滑之脉，但不比平人和缓而有胃气，每用大温补法，得生者多，是滑不可概以阳盛火治，明矣！

涩阴

按：涩脉，细而且迟，短且散，一止②复来③，三五不调④，如轻刀刮竹⑤，如雨沾沙⑥，如病蚕食叶，往来迟难，有类乎止，而实非止也。又曰细而迟，往来难且散者，浮分多，沉分少，类乎散，而实非散。

---

① 蜒蚰：软体动物，形似蜗牛，无壳，有触角。生于阴湿地，能分泌黏液，爬行后留有银白色的痕迹，俗名鼻涕虫。原作“蜒蝣”，据文义改。

② 止：原作“至”，据《濒湖脉学》改。

③ 来：《濒湖脉学》此字下有“脉经”两小字。

④ 调：《濒湖脉学》此字下有“素问”两小字。

⑤ 竹：《濒湖脉学》此字下有“脉诀”两小字。

⑥ 沙：《濒湖脉学》此字下有“通真子”三小字。通真子，即宋代针灸学家刘元宾，号通真子。

【体状诗】

细迟短涩往来难，

类细、迟、短三脉，往来艰难，不似滑脉之濡润流利。

散止依稀应指间，

似散非散，似止非止也。

如雨沾沙而①易散，病蚕食叶慢而艰②。

【相类诗】

三五不调名曰涩，轻刀刮竹短而难，微是③渺芒微软甚，

渺芒，极软而模糊难见，曰微脉。

浮沉不别有无间。

浮而且细且软为濡，沉而且细且软为弱，皆有类乎涩，而似无所别者，则在若有若无之间耳。

【主病诗】

涩缘血少或精伤④，

脉气艰于往来，由精气久已亏虚，血少亡血，精伤经阻，皆涩之见症也。

反胃亡阳汗雨淋，

反胃则真火衰，而精液耗；亡阳则气不固，而汗如雨淋；沥则小便数，而肾水亏，气血俱虚之候，其脉涩矣。

反胃⑤ 愚按：反胃一症，即洁古所谓下焦吐是也。夫人以水谷为本，胃得谷气而滋养一身，脾得谷气而磨化百物，布

---

① 而：《濒湖脉学》作"容"。
② 慢而艰：原作"漫而难"，据《濒湖脉学》改。
③ 是：《濒湖脉学》作"似"。
④ 精伤：《濒湖脉学》作"伤精"。
⑤ 反胃：原作"反胃症"，据原书目录改。

五味以养五脏，荣养百骸，润泽四肢，化生精气，糟粕下降矣。《经》曰：食气入胃，散精于肝，浮气于筋，淫精于脉，输精于脾。饮入于胃，游溢精气，上输于脾；脾气散精，上归于肺；通调水道，下输膀胱。安有水谷入胃而复出之理哉？缘由肾中真火衰微，元阳衰败，不能生养脾土，蒸化水谷，而腹中胀满者。在贲门虽受水谷之入，奈幽门难化水谷，下不通而上逆，势必朝食暮吐矣。古人于反胃一症，混入噎嗝，而分别欠明，不知反胃乃上寒，而原物不能运动，气弱而幽门不能下通，与噎症在吸门之干，膈症在贲门之稿，而为上中二焦受病者，万万不同也。王太仆①云："食入反出，是无火也。"无火者，益火之源以消阴翳，斯言深中反胃病情，庶不混入噎膈为治。盖命门气胜，则胃中水谷可以腐熟；三焦火盛，则脾胃真气可以传化。治法宜八味丸补命门火，以扶土母，徐以六君子汤温养中焦，此诚宜为万全之筹也。虽然反胃之无火，异于噎膈之有火，读是篇而可以会悟矣。第血虚火燥之人，胃中生火，食入反出，而原物不化，有利于益阴清凉之品，此必脉大有力，温药不应之中，可讨消息也，亦不过百中之一二耳。后学者安可不知此，而概云无火施治耶？

寒湿入荣②为血痹，

寒湿乘入荣间，则血脉凝滞而痹，脉象见涩，然邪之所凑，其本必虚矣。

痹 松舫按：风、寒、湿三气杂至，合而为痹，风气胜为行痹，寒气胜为痛痹，湿气胜为着痹。《五脏生成篇》曰：卧出

---

① 王太仆：即王冰（710—804），唐代医家，号启玄子。唐宝应中为太仆令，故称为王太仆。

② 荣：《濒湖脉学》作"营"。

而风吹之，血凝于肤者，为血痹。行痹者，风气胜也，走注历节，无有定所，此阳邪也。寒气胜为痛痹，血气凝而留聚，聚则为痛，此阴邪也。湿气胜为着痹，血受湿则濡滞，肢体沉重疼痛，顽木留着不移于一处为着痹，亦阴邪也。在皮肤者轻，筋骨者重，脏腑者更甚，行、着、痛三痹，未有不伤血脉，故统为血痹也。然则诸痹者，皆在阴分，亦总由真阴衰，精血亏损，故三气得以乘之。最宜峻补真阴，使血气流行，则寒邪随去。故治风先治血，血行风自灭，此之谓也。

女子非孕即无经。

女人脉涩，非有孕、胎漏不安，即月事闭而不来也。

胎孕　愚按：《经》曰："女子二七而天癸至，任脉通，太冲脉盛，月事以时下，故有子。"夫冲为血海，任主胞胎，二脉通流，经血渐盛，应时而下。第气之初生，真阴甚微，及其既盛，精血乃旺。凡女子禀赋旺，十三岁月事渐行，禀赋怯，则踰①二七；禀赋羸弱，十八九经尚未至，是经之来，责在阴阳气血之间，盛衰凭焉。而经候之闭塞，在血枯血隔之虚实。盖枯者，竭也，血虚极矣；隔者，病发于暂，其症或痛或实，通之即行而愈。枯者，其来有渐，冲任内竭，其症无形。夫既枯矣，大宜补养阴气，未至枯竭者，气血或可渐充；如用通经峻补②，枯者愈枯，不死何待？司命者盖亦司乎其权，因思胃为水谷之海，为生化之源，而加之意哉。

寸涩心虚痛对胸，

左寸涩心虚，右寸涩胸痹痛。

---

① 踰：同"逾"。下同。
② 峻补：此下原有"不用"二字，据文义删，疑为衍文。

胃虚胁痛①察关中，

脾弱不食，胃冷而呕，右关脉涩也；肝血虚败，筋胀胁满，左关脉涩也。司命者，察详施治。

尺为精血俱伤候，

两尺属肾，主藏精，而为生气之源。尺脉涩，则精气亏，不待言矣。按："血"字当易"气"字为的。

肠结溲淋或下红。

津液枯则大肠闭结，精伤则小便淋沥，下红则阴络受伤，尺脉安得不涩乎？

便血 愚按：便血一症，初起多由肠胃之火，久发多因脾肾之虚。在便前为近血，从乎阳明大肠，随经下渗；在便后为远血，从足阳明，随经入胃。盖血之在身有阳，阳者，顺气而行，循流脉中，调和五脏，洒陈六腑，谓之营血；阴者，居于络脉，专守脏腑，滋养神气，濡润筋骨。受伤则或循经之阳血，至其伤处，为邪气所阻，漏泄经外，或居阴络之阴血，因留着之邪溃裂而出，则皆渗入肠胃而泄矣。夫饮食煿炙，劳力损伤，致阴络之血妄动而下。外此，风寒燥湿拂菀，其气亦伤阴络之血，而火热热淫伤阴络之血者，为尤甚也。《经》曰："阴络伤则血内溢。"又曰："结阴②者，便血一升，再结二升，三结三升。"此言阴气内伤，内结不得外行，渗入肠间，乃寒生灾，而阴邪之胜也，人惟醉饱、房劳、坐卧风湿、恣啖生冷，致生湿热是也。若脾虚阳气下陷，不能统血，血随气降，肾虚开合失职，不能摄血，血随气散，盖阴必从阳，血必从气，脾胃为气

---

① 痛：《濒湖脉学》作"胀"。
② 结阴：原作"阴络"。据《素问·阴阳别论》改。

血生化之源，或补中升阳，或补水制阳，或益火养阳，然后陷者固而虚火自藏矣。尝见便血日久，脾肾之元亏败，浮肿气喘，面不华色，食少泄泻，脉滑数无神，当此之际，归脾、六君补脾胃，八味、十全补肾元，犹恐不及，而若辈犹云今既见血，安可再用温补？受害者多矣！

肠风下血　且便血咸谓肠风脏毒，实非外感之风、脏热之毒，盖阳明之气不能上升、下陷，大肠之脉与胃之脉随气虚陷，陷久则湿热蕴毒，气随陷而先至。其腹不痛，血清而色鲜者，名曰肠风，邪气外入，随感而见，谓之挟寒下血，古方多用荆防升散，虽名之为风，而实非风也。肠风日久，血气两虚，下陷日甚，大肠湿热蕴积，遂生巢穴，为积血之器，从便之前后而来，甚则腹痛，血浊而色黯者，名曰脏毒，内伤蕴积，久而始发，谓之挟热下血，虽有毒名，非实毒也。故曰肠风者，风邪淫于肠胃也；脏毒者，湿邪淫于肠胃也；若血射如线者，虫痔也。肠风脏毒之血，自肠脏而来，五痔之血，从肛门蚀孔处出也。用药不可纯投寒凉，必加辛散为佐，不愈宜理胃气，兼升条之药。盖血多生于谷气，大便下血，古人多以胃药收功，徒用苦寒，而不理脾胃，是绝谷气，危生之下工也。

按：景岳云：凡脉见涩滞者，多由七情不遂，荣卫耗伤，血无以充，气无以畅，其在上则有上焦之不舒，在下则有下焦之不运，在表则有筋骨之疲劳，在里则有精神之短少，凡此皆属阳虚，诸家言气多血少，岂以脉之不利，犹有气多者乎？

虚_阴

虚脉：迟大而软，按之无力，隐指豁然空①。崔紫虚②以为形大③力薄，其虚可知，但欠迟字之义耳。《脉诀》云：寻之不足，举之有余，是浮而非虚矣。浮以有力得名，虚以无力取象。愚谓：虚脉按之虽软，犹可见也；散脉按之绝无，不可见也。

【体状相类诗】

举之迟大按之松，

举之浮大而迟，按之豁然而空，名曰虚脉，不似脉散大无根，重按久按绝不可得也。

脉状无涯类谷空，

脉状无涯，言只可浮取，不可重按，类于空谷也。

莫把芤虚为一例，芤来浮大似捻④葱。

虚、芤二脉，似同实异，勿谓无所分别也。芤脉浮大如葱，指下成窟，上下有力而中空，不似虚脉，浮大迟慢，按之无力也。

【主病诗】

脉虚身热为伤暑，

暑为阳邪，心属离心火甚，暑先入心，从其类也。巳月⑤六阳出于地上，气之浮也。《经》曰：夏气在经络，长夏在肌肉。表实者里必虚，又热则气泄，故《经》曰：脉虚身热，得

---

① 空：《濒湖脉学》此字下有"脉经"两小字。

② 崔紫虚：即崔嘉彦（1111—1191），字希范，号紫虚、紫虚道人，人称"崔真人"，南康（今江西永修）人，道士。

③ 大：原作"火"，据《濒湖脉学》改。

④ 捻：《濒湖脉学》作"葱"。

⑤ 巳月：农历四月。

之伤暑。热①之时，烁石流金，故炎热内蒸，迫汗外泄，脉象见虚，宜补中益气汤、清暑益气汤之类主之。

自汗怔忡惊悸多，

自汗、怔忡、惊悸，皆心肾大虚之症，故脉亦见虚象，八味汤、归脾汤、养营汤主之。

汗诸症② 愚按：自汗，有内伤，有外感，内伤有阴虚阳虚之辨，外感有表里之异。外感自汗，如汗出恶风寒，皆表未解，宜桂枝汤或黄芪建中汤主之。阳明病发热汗多，不恶风寒，表症罢，里症实，承气汤主之。阴症四逆，额上及背冷汗出，自利，厥逆，大汗出者，宜四逆汤主之。内伤自汗，则濈濈然无时，动作益甚，乃阳虚凑理不固，人以卫气固其表，卫气不固则表虚自汗，而津液外泄，治宜实表补阳，人参养营汤、当归养血汤主之。然自汗亦有阴虚者，如饮食之火起于胃，劳倦之火起于脾，酒色之火起于肾，皆能令人自汗，岂非阳盛阴虚，六味汤合生脉散非所宜急进乎？且汗由血液，本乎真阴，《经》曰阳之汗以天之雨名之，其义可知矣。如时疫传里，热邪内灼，血液内枯，强为发汗，何异枯榨取油，是不知汗生于阴，补阴自可发汗，何也？元气复而阴液回，斯得战汗而解矣。

怔忡 怔忡一症，心中跳动不安，惶惶惕惕，无时得安是也。有思虑便动者，属阴血虚也；时作时止者，痰由火动也。然此症惟肾阴亏损者多有之，盖阴亏于下，则宗气无根，而气不归元，所以在上则摇动乎胸臆，在下则振动乎脐，动乎脐之旁也。治宜纯甘至静之品，壮水益阴之味，为怔忡之要药也。

---

① 热：疑此字前脱"暑"字。
② 汗诸症：原作"汗症"，据原书目录及正文改。

惊悸①　惊有二症。有因症而惊者，东方青色，入通于肝，其病发为惊骇，乃伤寒阳明症，闻木音则惕然而惊之类，当查客邪，以治其标；有因惊而病者，如惊则气乱，而心无所倚，神无所归，虑无所定之类，此必于闻见争气而得之，宜安养心神、滋培肝胆为主，盖肝肾本固，则心有主持而不惊，胆有决断而不怯。治惊病者，其可不止乙癸同治、心肾交泰之法哉！悸者，怖也，心下筑筑②然跳动也。内伤之心悸，大抵因心血虚而神不守舍，肝肾虚而阴火摇动也，丹溪责之食与痰，症状不齐，总不外神劳而血耗，心伤而火动，火菀而生涎也。然怔忡之与惊悸各不同。心中摇动不得安静，无时而作者，怔忡也；蓦然跳跃，闻声即惊者，或触事即悸，有时而发者，惊悸也。是悸病之治无异于惊病之治矣。

发热阴虚须早治，养营益气莫蹉跎。

《经》曰阴虚生内热，又曰阴不胜阳则发热，此渐变喘咳瘵痨之候也。病发未久，而脉虚未数，或壮水之主，或益火之源，营卫充实，发热始退，叮咛及早调治，则脏腑未亏，其病犹可疗治；蹉跎岁月，气血俱坏，则不可救药矣。

血不营③心寸口虚，关中腹胀食难舒，骨蒸痿痹伤精血，却在神门两部居。

心不营血，则左寸之脉虚矣；精不化气，气因精虚，则右寸脉虚矣。

右关脉虚，脾胃虚寒，中州不运，食不传化，而腹胀矣；左关脉虚，肝木失荣，侮所不胜，脾土菀滞，而食入不舒矣。

---

① 惊悸：原作"惊"，据原书目录及正文改。
② 筑筑：心跳强烈貌。
③ 营：《濒湖脉学》作"荣"。

骨蒸者，真水枯而真火灼也。痿痹者，筋骨病而肝肾亏也。

骨蒸阴虚①　愚按：骨蒸为病，多得于酒色，嗜欲流荡，狂劳，骨间血液枯耗，而蒸蒸发热也。夫肾主骨者也，热从骨发，乃肾阴亏泛，真火自焚，水涸金枯，阳无留恋，《内经》所谓阴虚生内热，热久则火上刑金，咳嗽作而损成矣。宜六味汤加童便主之，正治之法也；八味汤加人参主之，或加童便，反治之法也。

痿症②　五脏有痿，本于肺热叶焦，而治痿独取阳明，以阳明主润宗筋，宗筋主束骨，而利机关也。然阳明之热从肺热中来，子母气通，脏腑相传，内热蒸蒸，致宗筋驰长，带脉不引，而足不任地矣。古人有泻南方则肺金清，而东方不实补北方，则心火降而西方不虚。治痿之法，不外是而，取阳明之法亦在其中矣。或问曰：尝见痿在足多，而痿在手少，其故何也？余曰：肝肾位居在下，骨空髓枯，致大筋痿緛③而小筋驰长，不观于小儿乎？手能握在先，足能步在后。盖身半以上属阳，阳主刚健，小儿阳有余也，故手握在先；身半以下属阴，阴主柔弱，小儿阴不足也，故足步在后。痿病之多在足者，其为肝肾之虚，阴精之亏，血脉不能濡润，可知矣！又问：当用何药？余曰：六味汤合生脉散加虎胫骨，其治痿之圣药乎！

痹症④　痹，闭也，正气为邪所闭，则痹而不仁，多由体虚之人，腠理空疏，为风、寒、湿三气侵入皮、毛、脉、肌、筋、骨，不能随时驱散，留滞于内，久而为痹。三气外入者少

---

①　骨蒸阴虚：原作"骨蒸"，据原书目录及正文改。
②　痿症：原作"痿"，据原书目录改。
③　緛（ruǎn 软）：收缩。
④　痹症：原作"痹"，据原书目录改。

上卷

五三

而轻，三气内发者多而重。如肝血内虚，虚热生风，经脉走动不定者，行痹也；阳火衰微，气虚寒，经脉冷痛，浮瘇①，为痛痹；脾肾内亏，虚湿生风，而湿内生，麻木不仁，为着痹。尤为肾阴亏虚热成痹者最多，盖水不济火，虚热内生，灼于经络之间，筋骨不柔和，而或痛或麻木肌痛；内少疏通，而或肿或木。尝见患痹症久而不愈，多变失血咳嗽而亡，足征阴虚则热，热胜则瘇痛，无疑矣，祛风云乎哉。治法：三气外入者，蠲痹汤主之；三气内发而血虚生风者，六味归芍汤主之；气虚生寒者，归脾、八味汤主之；湿气内生者，六君归芍汤、金匮肾气汤主之。

神门者，尺部也，骨蒸、痿痹皆伤精耗血之症，故虚脉见于两尺，或补水之亏败，或补火之衰微，虚脉之治不外是矣。张景岳曰：微、虚、濡、迟、涩之属，皆为虚类。然而无论诸脉，但见指下无神者，总是虚脉。《内经》曰："按之不鼓，诸阳皆然。"此之谓也。故凡洪大无神者，即阴虚也；细小无神者，即阳虚也。阴虚则金水亏残，龙火易炽，而五液神魂之病生焉；阳虚则火土受伤，真阴日损，而君相化源之病生焉。救阴者壮水之主，救阳者益火之源，渐长则生，渐消则死，虚而不补元气，将何以复此？实生死之关也，尚可他望哉？

实阳

按：实脉与紧脉相似，而实相应。紧脉弦急如切绳，而左右弹人手，实脉则大且长，三候皆有力也。

《辨误》云：《脉诀》言如绳应指来，则是紧脉之形，非实

---

① 瘇：同"尰"。足肿病。

脉之象。

【体状诗】

浮沉皆得大而长，应指无虚愊愊①强，

实脉浮沉皆有力，而大且长，脉来应指有力。愊愊者，坚实貌也，第不似洪脉之来盛去衰，滑脉之往来流利也。

热蕴三焦成壮火，通肠发汗始安康。

热蕴三焦，则阳盛而成壮火。实热之症，积热在阳明之腑，下之而解，菀热在三阳之表，汗之而解。

【相类诗】

实脉浮沉有力强，

浮取沉候有力而强，脉实可知矣。

紧如弹索转无常，

紧脉迸急弹人手，如转索，无常数。

须知牢脉帮筋骨，实大微弦更带长。

似沉似伏，牢之位也；实大弦长，牢之体也。牢脉沉而有力，实脉浮、中、沉皆有力也，其不同如此。

【主病诗】

实脉为阳火菀成，

实脉乃阳盛有余之象，由火菀而发也。夫实者，邪贼之气实，缘正气本虚，邪气得以乘之，非元气之自实也。故虚者补正气，实者泻邪气，《经》所谓"邪气盛则实，精气夺则虚"，此大法也。

发狂谵语吐频频，

阳狂则弃②衣而走，登高而歌；阳明实则心神昏乱，语言

---

① 愊（bì 毕）愊：原作"幅幅"，据《濒湖脉学》改。形近之误。下同。
② 弃：原作"乘"。据《素问·阳明脉解》"病甚则弃衣而走，登高而歌"改。

谵妄；诸逆冲上，皆属于火，故呕不已。此真实热之症，而现实热之脉也。

谵语 愚按：谵语者，语言讹谬而无伦也。经曰"实则谵语"，此之谓也。盖邪热传遍入深，蕴于胸中，则昏其神，气遂模糊，语言无次而妄说，故以谵语为实。实者，邪实也。实邪为病，其声高，其气壮，其脉强，其色历，凡登高骂詈，狂呼躁狂，乱扰之类是也。此之为病，有燥粪在胃者，有瘀血在脏者，有火盛热极者，有腹胀便秘口疮咽烂者，察其果实，当以三承气汤或白虎汤、凉膈散之类治之。虽然脉实症实而谵者下之无疑，症实脉虚而谵语者补之恐缓，如妇人热入血室，谵语不休，经云"无犯胃气及中上二焦"，其存补之意已可见矣。娄全善①曰："谵语者，气虚独言也。"余用参术归芪等剂治谵语，得愈者百十数人，岂可不分虚实，概用黄连解毒、大小承气以治之乎？全十癫狂而谵语者，乃阳明之火卜乘于心也；产后而谵语者，乃元神失守，神魂昏乱也。外此，如虚损等症，阴阳脱离，妄见妄言，危在顷刻，不可以药治矣。

或为阳毒或伤食，大便不通或气疼②。

阳毒者，三焦蓄热有余之症；伤食者，肠胃菀火停滞之候。热结则大便秘而不通，火菀则气痛而不顺。

寸实因③知面热风，

关前为阳，风热上行，诸阳皆会于面，故而热之症生焉。或红而瘅，或按而痛，此邪有余，当用防风通圣散泻之。

---

① 娄全善：即楼英（1332—1401），一名公爽，字全善，号全斋，明萧山楼塔人。生于医学世家，继承祖业，行医乡间。著《医学纲目》。

② 或气疼：原作"气痛因"，据《濒湖脉学》改。

③ 因：《濒湖脉学》作"应"。

咽疼①舌强气填胸，

心中热壅则舌强。胸中肺之布位，故凡热客上焦则咽痛，肺为热菀则气壅，《内经》所谓"诸气膹菀，皆属于肺"是也。

当关脾热中宫满，

右关脉实，乃脾热消中，中州胀满；左关脉实，腹痛满，目暗赤痛。

尺实腰肠痛不通。

尺脉实，腰有湿热，故作痛而大便难也。

论脉实　愚按：张景岳曰：脉实者，邪气实也，举按皆强，鼓动有力。有阴有阳，凡弦、洪、紧、滑之属，皆相类也，为三焦壅滞之候。表邪实者，浮大有力，以风寒暑湿外感于经；里邪实者，沉实有力，因饮食七情内伤于脏；火邪实者，洪滑有力，为诸实热等症；寒邪实者，沉弦有力，为诸痛滞等症。凡其在气在血，脉有兼见者，当以类求。然脉实有真假，真实者易知，假实者易误，故必问其所因，而兼察形症，必得其神，方是高手。愚诊泄泻、脱血、新产骤亏，多是得此大之脉，久病虚羸亦然，皆棘手难治，脉之假实，明效大验矣。

长阳

不大不小②，迢迢③自若④，如循长竿末梢，为平；如引绳，如循长竿，为病⑤。

---

① 疼：原作"痛"，据《濒湖脉学》改。

② 不大不小：《濒湖脉学》作"不小不大"。

③ 迢迢：漫长，长久。

④ 若：原作"来"，据《濒湖脉学》改。《濒湖脉学》此字下有"朱氏"两小字。

⑤ 病：《濒湖脉学》此字下有"素问"两小字。

【体状相类诗】

过于本位脉名长，

过于本位，首尾俱宽，相引曰长。过于本位者，言其状如长竿，直上直下，宽然有余，不拘束于本位中之意也。若真长过本部，则寸过而上之为溢脉，尺过而下之为覆脉，岂得谓之长哉？

弦则非然但满张，

强脉不同长脉之过于本位，但端直长纤也。

弦①脉与长争较远，

言长脉与强脉所争者，过本位不过本位耳。长类于强而盛于强，加以有余宽舒之象，即为长脉也。

良工尺度自能量。

良工善于切脉者，测度而较量之，自然会悟弦长之不同矣。按："尺"字当易"测"字为的。一说谓良工以尺度之自然量得脉之长与强异也，以"度"字读入声亦通。

【主病诗】

长脉迢迢大小匀，

不大不小，迢迢自若，而调匀充和。《经》谓："长则气治也。"

反常为病似牵绳，

长脉硬满如牵绳，属火亢之极，反和缓之常，而为病脉矣。《内经》曰"心脉搏坚而长，当病舌转不能言"，《脉经》曰"肾脉搏坚而长，其色黄而赤者，当病折腰"，是也。

若非阳毒癫痫病，

长脉搏坚，类于洪弦，主阳毒癫痫之疾。然阳毒乃内蕴实

---

① 弦：原作"强"，据《濒湖脉学》改。

热，而癫痫乃心肾虚火，治法各异也。

阳毒① 愚按：阳毒者，邪热深重，因失汗、失下或误服热药，热毒散漫，舌卷焦黑，鼻如烟煤，咽喉痛甚，身面锦斑，狂言直走，踰垣上屋，登高而歌，弃衣而走。五日可治，六七日不可治也，大约宜三黄石膏汤、黄连解毒汤加减施治，不可以热甚而误下之。盖此症之热散漫于外，故以攻为禁也。虽然阳热既盛，阴枯必至，如无洪数弦实之脉，不若壮水益金为万全之策也。六味汤加麦冬、金汁、童便、梨汁之属，其真的对之药乎！

癫症② 癫者，神不守舍，或歌或笑，如醉如梦，语言虽有头无尾，而尚知畏惧。此属心血不足，志愿不遂者多有之。经曰癫乃重阴③症，属内虚，宜六味汤合补心丹加减主之。

痫症④ 痫为五脏兼病，其发根于命门，火自下逆上，填塞胸膈，声如畜鸣，一身脂液与脾之涎沫迫而上炎，流出于口，百脉筋骨不胜横逆，故卒倒不知人，火气退乃醒也。虽与中风、厥、痉相类，第中风喉中声鼾，痫则声扬；中风醒则手足偏废，痫醒则手足无恙；中风醒后数年复中，痫则时时卒倒仆地。

痉症 至于痉病之发，身直反张，非如痫病身软而作声，且口无涎沫之流，若痰厥或终日不醒，必因他症而发，种种不同如此。亏在阴者，六味汤加人参、河车、紫石英之属主之；亏在阳者，八味即加人参、河车、紫石英之属主之。

---

① 阳毒：原作"阳毒症"，据原书目录改。
② 癫症：原作"癫"，据原书目录改。
③ 癫乃重阴：《四诊心法要诀》云："癫乃重阴，狂乃重阳。"
④ 痫症：原作"痫"，据原书目录改。

即是阳明积热深①。

长而搏乃阳明积热，主狂热、谵妄、斑疹、便秘。热深者，厥亦深，非承气即白虎耳。愚按：长而缓，即合春生之气，为寿耇②之征。长而搏坚，或属三焦积热，或属阴液内枯，为疾病之应也。

短_阴

不及本位③，应指而回，不能满部④。

短脉：涩小之状，此是涩脉，非短脉也。短有滑短，痰食，岂可止以涩小为短形？高阳生伪诀谓中间有两头无，而不言尺寸，据其说则断绝不通矣。夫脉以贯通为义，若使上下不贯通，则为阳绝阴绝，俱为必死之脉，岂有一见短脉遂至危亡之理乎？故戴同父⑤亦悟及于此，而云关不诊短，极为有见。

然尺与寸短，依然落丁阴绝阳绝也，殊不知短脉非两头断绝也，特两头俯而沉下，中间突然浮起，仍自贯通也。

【体状相类诗】

两头缩缩名为短，

短脉与长脉相反，乃真气衰微，短缩而不能伸耳。

涩短迟迟细且难，

涩脉似短而细迟，往来艰难也。

---

① 积热深：《濒湖脉学》作"热势深"。

② 耇（gǒu 狗）：高寿。

③ 位：《濒湖脉学》此字下有"脉诀"两小字。

④ 部：《濒湖脉学》此字下有"脉经"两小字。

⑤ 戴同父：即戴启宗，字同父，元代医家。尝任儒学教授，于医理钻研颇深，尤对脉学有较深造诣，曾撰有《脉诀刊误》，以纠俗传《脉诀》之误，流行颇广。

短涩而浮秋见喜①，

秋乃肺金司令，肺脉之浮涩而短，故秋喜见之。

三春为贼有邪干。

三春属木，反见短涩之脉，是金来克木，贼邪相干也。

【主病诗】

短脉惟于尺寸寻，

关不诊短，只见尺寸。第短脉乃头尾俱俯，中间突起也。《辨误》：前已详言之。

短而滑数酒伤神，

短而兼数，乃酒热生痰，脾胃受困，致神气耗伤也。

浮为血涩沉为痞，

浮而短者，卫气虚而营血阻滞；沉而短者，元气亏而痞积内结。

寸主头疼尺腹疼。

血虚头痛　左寸短，血虚头痛；右寸短，气虚头痛。尺脉，非当脐则痛在下腹，以短脉乃气血大虚，不能充足，故上则头痛，下则腹痛也。

愚按："不能满按满部"，此六字可为短脉传神。盖气不充满，无宽然有余之象，有不及本位之形，然亦不必泥于尺寸之中推求也。

---

① 秋见喜：《濒湖脉学》作"秋喜见"。

洪阳

洪脉：下指①极大②，来盛去衰③，来大去长④。

《辨误》云詹炎举⑤谓如环珠者，非也。《脉诀》云季夏宜之，秋季、冬季发汗通阳，俱非洪脉所宜，是谬论也。

【体状诗】

脉来洪盛去还衰，

来盛去衰，状如洪水。脉自骨肉之分出于皮肤之际，谓之来脉；自皮肤之际还于骨肉之分，谓之去。是浮者为来去者，乃洪⑥脉矣。第不似滑，软滑流利耳。

满指滔滔应夏时，

极大鼓指，如滔滔之势。洪为夏脉司令，故应在夏时也。

若在春秋冬月分，升阳散火莫相⑦疑。

春秋冬三时而见洪脉，因风生热者，以风寒外闭，而火菀于内，此外感阳分之火，宜升散，不宜清降；因热生风者，以热极伤阴，而火达于外，此内伤阴分之火，宜清降，不宜升散。反而为之，则外感之邪得清降而闭固愈甚，内生之火得升散而燔燎，何当此内因外因？自有脉症可辨也。

诸火 愚按：李时珍曰："火者五行之一，有气而无质，造

---

① 下指：《濒湖脉学》作"指下"。

② 大：《濒湖脉学》此字下有"脉经"两小字。

③ 衰：《濒湖脉学》此字下有"素问"两小字。

④ 长：《濒湖脉学》此字下有"通真子"三小字。

⑤ 詹炎举：纂《太素脉诀》，原书佚。明李时珍《濒湖脉诀》引述此书。

⑥ 洪：原作"沉"，据文义改。

⑦ 相：《濒湖脉学》作"狐"。

化两间，生杀万物，显仁藏用，神妙无穷，火之用其至矣哉！"尝释而思之。五行皆一，惟火有二，二者阴火阳火也。其纲有三，其目有十有二。所谓三者，天火、地火、人火也；所谓十二者，天之火四、地之火五、人之火三也。盖诸阳之火，遇草而焫①，遇木而燔，可以湿伏，可以水灭；诸阴之火，不禁草木，而流金石，得湿愈焰，遇水益炽，以水折之，则光焰诣天，物穷方止也。然火乃天地间真阳之火，天非此火不能生物，人非此火不能有生，故凡熟腐水谷，化精气神，皆赖此真阳之火，名曰少火。及情窦既开，动过乎静，动始生阳，动极阳亢，积暴偏胜，皆元阳之火也，名曰壮火。此论夫真火也，有属后天真火衰亡，是以邪火炽甚，而有虚火、实火、湿火、风火、菀火、阴火、五脏火、六腑火、游行不归经火，总总不可过投寒凉，但可暂抑亢炎以治标，因所因以调之而救本，则火各归经，依然世界清凉矣。且实火乃六淫之邪，自外而入，消散清凉，尚可按法取用；至于虚火乃七情色欲之火，劳役耗神，自内而发，补气滋水理脾，急投不暇，而安敢妄用寒凉残戕真元即甚矣？火动，象也，而以静制之，则元阳蓄，然五火寂然不作，惟有补裨②造化，以为生生不息之用，有何谓元气之贼哉？

【相类诗】

洪脉来③时拍拍然，

拍拍，以指搏其上也，洪脉之来，搏大鼓指也。

去衰来盛似波澜，

滔滔而来，悠悠而去，如水有波澜，生动之意，是有胃气

---

① 焫（ruò 若）：点燃；焚烧。
② 补裨：增益补阙。
③ 来：原作"大"，据《濒湖脉学》改。

之洪脉也。若来盛去衰则非洪；来盛去亦盛此谓太过，病在外；来不盛去反盛此谓不及，病在中矣。

欲知实脉参差处，举按弦①长幅幅坚。

实与洪不同者，实脉按之强长，幅幅坚实，不似洪脉脚根阔大，却非坚硬也。

【主病诗】

脉洪阳盛血应虚，

洪大之脉，阴血必虚，阴虚则不能维阳，而阳偏盛。壮水之主以镇阳光，不易之法也。

相火炎炎热病居，

相火上炎，脉来洪大，治宜壮水；产后发热，脉来洪大，治宜甘温；时热火炽，脉洪大，治宜清凉。盖内因脉洪，属阴不足；外因脉洪，属邪有余。然初病脉洪，利于清凉；四五日后脉洪，则又利于救阴矣。

胀满胃翻须早治，

诸腹胀大，皆属于热。阴虚冲脉挟相火为害者，六味地黄汤加车前、牛膝、苡仁；脾虚挟湿热为害者，资生丸除参术，加苦参、通草、五谷虫。《脉诀》云：腹胀脉洪大，是属热也。食入即吐乃逆，而胃不安，旋覆代赭汤加黄连以治标，吐定即进养脾阴、生胃液之药以培本。缘脉洪大两症，俱属火热，而非虚寒，及早治之，尚可补救也。

肿满 愚按：肿者，乃肌肉之瘤胀者，乃腹中之胀，有内外之分、虚实之辨。古书所载，虽有湿热、寒暑、气血、水火之不同，然总不外脾、肺、肾三经气水为病。盖脾具坤静之德，

---

① 弦：原作"强"，据《濒湖脉学》改。

有乾健之能，能使心肺之阳降，肝肾之阴升，而成天地相交之泰，是为平人。若七情内伤，六淫外感，饮食失节，房劳过度，脾土之阴受伤，传导之官失职，胃虽纳谷，不能运化，是以心肺之阳不能降，肝肾之阴不能升，而成天地不交之否，清浊相混，隧道壅菀而为热，热留为湿，湿热相生，遂成胀满矣。

鼓胀①　其名为鼓者，中空外浮，取其象而名之也。治法宜补其脾，又须养肺金以制肝木，使脾无贼邪之患；滋肾水制其心火，使肺得清肃之权，脾肺肾之气交通，水谷自然消化，却咸味，戒妄想，无有不安。奈医家速于取效，病者苦于胀满，喜行利药以求通快，不知徒宽快于一时，脾土因分消而愈虚，运化因□愈迟，元气焉有不转伤者乎？

气肿、水肿、气胀之辨　夫水肿之与气胀，医多混治，然果何以辨其孰为水孰为气哉？凡水之为病，其色明润，其皮光薄，其肿不速，自下而上，肿有分界，皆水病之症也；凡气之为病，其色苍，其内坚或条而浮肿者，或自上及下者，或通身尽肿者，皆气病之症也。但气分之胀者，有热、有寒、有湿、有虚、有实，大抵阳症多热，热症多实，阴症多寒，寒症多虚也。水分之胀，则多属阴症，盖真气旺，水即化为气，真气衰，气即化为水，阴中无阳，水不能化，此水肿症，责在肾衰居多也。肾居下焦属水，统摄阴液，为水之本；脾居中焦属土，外合肌肉，为水之隄②防，主化谷生津，以溉濡五脏诸经；肺居上焦属金，为水之化源，行营卫而主治节，以通调水道。或劳于房室而伤脏，在肾不能统摄，宜通而停蓄矣，在脾不能隄防灌溉而泛滥矣，在肺不能生化通调而壅闭矣，三焦之气闭塞，

---

① 鼓胀：原作"胀鼓"，据原书目录及正文乙正。

② 隄：同"堤"。

决渎之官菀遏，水道不通，血脉不流，尽化为水，水因气闭，气因水壅，观此则知其得于脾、肺、肾三经也，明矣。虽然水病，因服桂、附热药而疼者有之，嗜酒热炙煿之物而疼者有之，阴虚挟冲任相火而疼者有之，脾胃受湿热而疼者有之。如有所因而疼者，其元气尚强，脉实有力，当逐去湿热，宜八正、禹功之属主之；如素禀阳藏阴虚多火者，其见症必烦渴，喜冷，面赤，便秘，咳嗽，脉数有力，当壮水保金，宜用六味汤加牛膝主之，或车前、麦冬之属；如虚在脾肺而疼者，宜四君、六君加苡仁、百合之属；如肾虚水无所主，妄行上泛而疼者，宜肾气汤主之。且水为至阴，其本在肾，水化于气，其标在肺，水为畏土，其制在脾，分而言之，三经各有所主，合而言之，总由阴胜之害，而病本皆归于肾。《经》曰：肾为胃关，关门不利，故水聚而从其类也。考之古法，验之病情，惟金匮肾气汤乃治水肿之圣药也。若气分在中而不在外者，多实胀。《经》曰："中满者泻之于内。"察其因肉食厚味气滞，脉滑数而大实者，宜廓清饮主之；脏腑胀实而坚痛，大便秘结，小便短赤，脉实有力者，宜承气汤下之，然必年壮力强，忽见暴胀者，方可峻攻，否则宜从缓治也；若脾胃虚寒，中气不健而胀满者，《经》谓"脏寒生满病"也，宜六君子汤、理中汤主之；若命门火衰，不能生土，下焦虚寒胀满者，宜八味汤、金匮肾气汤主之。外此，单腹鼓胀，中空外急，有似于鼓，四肢身体或无肿形，与通身水肿者不同也，大抵由脾胃亏虚，转输失职，湿热乘之，《经》谓诸湿肿满皆属于热是也，其病脐中突出，青筋暴起，宜健脾养胃，清热利湿，如扁豆、谷芽、茯苓、丹参、苦参、黄连、车前、苡仁、神曲、赤饭豆之属以主之，尤宜戒盐淡食，腹大始消也。有妇人血鼓之症，状如怀子，月事不以时下者，可导而下之，然瘀血不行，由气虚也，非果脉实体实，而妄行攻伐①，无不毙命，须用塞因塞用之法，如归脾汤之属，多服自然大气流通，瘀血自下矣。有食鼓之症，系饮食伤损脾胃，高鼓峰谓初起必先雀目俗传鸡盲者，即此症也，医家不识，只治眼目，不知此是鼓之根，当用清剂治之。以上诸法，后学细心体会，其治胀满一症，思过半矣。

阴虚泄痢可愁与②。

至于阴虚泄痢，亏在精血，伤在真阴，脉当沉细，忌见洪大。《经》曰："大则病进。"可虑之甚也。

寸洪心火上焦炎，

左寸洪，心火不静，而热在上焦，实用栀、连，虚进麦、地。

肺脉洪时金不堪，

右寸洪，火灼金，金畏火，而受困极矣，非大补阴壮水之药，火何以制乎？

肝火胃虚关内察，

左关洪，肝中虚热，肝主疏泄，加味逍遥散；右关洪，胃中虚火，胃主中土，五味易功散。

肾虚阴火尺中看。

左尺洪，相火妄动；右尺洪，龙火飞越。六味补水以配火，八味引火以归根。

愚按：张景岳曰：洪脉为阳，凡浮、芤、实、大之属，皆其类也，为气血燔灼，大热之候。浮洪为表热，沉洪为里胀满，为

---

① 伐：原作"发"，据文义改。音近之误。
② 与：《濒湖脉学》作"如"。

烦渴，为狂躁，为斑疹，为头痛而热，为咽干喉痛，为口疮痛肿，为大小便不通，为动血，此阳实阴虚，气实血虚之候。若洪大至极，其至四倍以上者，即是阴阳离绝，关格之脉也，可能治乎?

微_阴

极细而软，按之欲绝，若有若无①，细而且稍长②。

【体状相类诗】

微脉轻微瞥瞥③乎，

微之为言无也，浮而极软极细，软而无力。

按之欲绝有如无，

似有似无，欲绝非绝，模糊难见，不似弱脉之小、弱分明也。

微为阳弱细阴弱，

微脉轻取即见，重按欲绝，属阳气衰也；细脉显明易见，往来如线，属阴血弱也。

细比于微略较粗。

细脉较大于微，非如微脉渺茫之极也。

【主病诗】

气血微兮脉亦微④，

营行脉中，卫行脉外，脉不自行，随气而至，故气血衰微，

---

① 无：《濒湖脉学》此字下有"脉经"两小字。

② 长：《濒湖脉学》此字下有小字"戴氏○《素问》谓之小，气血微则脉微"。

③ 瞥瞥：日落势。

④ 气血微兮脉亦微：原作"气脉微兮血亦微"，据《濒湖脉学》改。

而手太阴之脉亦应之也。

恶寒发热汗淋漓，

阳脉微则恶寒，阴脉微则发热。在伤寒症，少阴有微脉，他经则无，其太阳膀胱为少阴之腑，才见脉微恶寒，仲景早从少阴施治，而用附子、干姜矣。若内伤水火交争，阳不胜阴而恶寒，阴不胜阳而发热。见此微脉，一则阴阳胜负，脉壮而微；一则营卫两亏，脉散而微也。汗乃心之液，肾之阳，真气不固，大汗淋漓。见此微脉，亡阳欲脱之象也。

男为劳极诸虚候，

男见微脉则为五劳六极诸虚之损候，然劳分五脏，极分气、血、精、筋、骨、肌之六者，皆因亏精而不能生气也。

女作崩中带下医。

女见微脉，则为崩中带下之虚症。然崩中有五色，带下有赤白，皆亏在血，而气因血虚也。

血崩 愚按：崩中始于七情之乖违，冲任之虚，相火之妄动，月事无期，不时暴下失血①。血属阴，本纯静而不动，因阳气运行，血亦随气而内荣脏腑，外循经络，相依互根，乃人身之橐籥②波澜也。若阴血有亏耗，阳火必偏胜，营行迟而卫行疾，营血为卫气所迫而脱出于下，经所谓阴虚阳搏是也。然血胡为不逆，而反下走，何也？缘阳火迫伤经络，阴络伤则血溢于内，且肾失闭藏之职，肝行疏泄之令，相火挟冲任脉鼓动于经隧之间，血海乃旧路，有不可遏之势，而从阴窍施泄者。

至于气因血亏，元阳衰败，脾胃耗伤，变现虚寒之象，斯

---

① 血：原无，据文义补。
② 橐籥（tuóyuè 陀月）：生发，化育。

时非大补大温，培植根本，其何以回无形之气，而生有形之血哉？

带下 夫带者，奇经八脉之一也，腰脐间环周一身，如束带焉。八脉俱属肾经，人身带脉统摄一身无形之水，下焦肾气虚损，带脉漏下。又带多是脾虚，盖肝气菀则脾受伤，脾既伤则湿土之气下陷，脾中津液不守，不能输为营血，而下赤白滑物矣。倘崩带久而脉见微，乃气血两亏，阴阳并竭，非重进参、芪、归、地、桂、附之属难以挽回，而欲望其阳生阴长也，难矣！

寸微气促或心惊，

左寸微，心血亏而惊悸无主；右寸微，肺气短促无根。

关脉微时胀满形，

左关微，胸满气足，四肢寒挛；右关微，胃寒气胀，饮食不化。

尺部见之精血弱，

尺部脉微，则遗精、尿血、崩中、带下，真水亏矣。

恶寒消瘅痛呻吟。

真阳衰则恶寒，火不藏则消瘅，肾气冷则少腹痛。呻吟，肾之声也，肾病则呻吟。微脉之见症如此，非大温峻补不可挽回也。

三消 愚按：三消一症，乃真水内竭，真火内焚之候也。缘服五石之药于往昔，啖肥甘之味于平时，甚之以酒为浆，醉以入房，欲竭其精，以耗其真，皆富贵人病之，而贫贱者少有也。盖三焦火发，在上为肺病，舌上赤裂，大渴引饮，上焦之津涸矣；在中为胃病，口干饮水，善食肌瘦，中焦之津涸矣；在下为肾病，引饮耳焦，小便如膏，下焦之津涸矣。然三焦之火实本肾，肾水亏虚，则火不归根，而炎上之势有不可遏者，治法莫善于救肾水生阴液为上策也；消灼日久，气因精亏，阳不化气，则水精不布，水不得火，则有降而无升，其所饮之水，未经火化，直入膀胱，而饮一溲二，试尝其味，甘而不咸，是火亏于下，而真气不升，如禾苗干槁，望得雨之救，有不及缓者，治法莫妙于补肾火益元阳为上策也。夫下消之火，水之火也，下之则愈燔；中消之火，竭泽之火也，下之则愈伤；上消之火，燎原之火也，水从天降可灭，徒攻肠胃，无益反损。《经》不云乎"地气上为云，天气下为雨"，地气不上，天能雨乎？故急升地气以慰三农，与急升肾气以溉三焦，皆事理之必然耳。余尝治消渴，用六味合生脉散，投之人参，服过数斤，消渴始退，可见肾水下趋则消，肾水不上则渴而燥，救阴固元，诚为不易之良法。白虎、承气皆伐生生之气，而消者愈消矣。至于久消不已，阴水日枯，阴火日灼，营卫失调，热气留于经络，血涩不行，多变痈疽而毙也。

按：张景岳曰：纤细无神，柔弱之极，是为阴脉。凡细、小、虚、濡之属，皆其类也，乃血气俱虚之候。为畏寒恐惧，为怯弱，为少气，为中寒，为胀满，为呕哕，为泄泻，为虚汗，为食不化，为腰腹疼痛，为伤精失血，为眩运①厥逆。此虽气血俱虚，而尤为元阳亏损，最是阴寒之候。

---

① 运：通"晕"。眩晕。《灵枢》："五阴气俱绝，则目系转，转则目运。"

下　卷

紧^阳

往来有力，左右弹人手①，如转索无常②，数如切绳③，如纫单④线⑤。

【体状诗】

举如转索切如绳，脉象因之得紧名，

如转索，如切绳，形容其紧也，故脉以紧名之。又与数脉不同，数以至数言，紧以形象论。

总是寒邪来作寇，内为腹⑥痛外身疼。

在内之气血为寒收引，在外不得宣通而阻滞，腹痛矣。在外之气血为寒收引，则经脉不得流通而拘急，身痛矣。盖紧无滑数之意，乃阳明胃气受寒之脉，故主为阴寒之疢。若紧而兼数，则必因外邪所致也。

【主病诗】

紧为诸痛⑦主于寒，

紧为收敛之象，犹天地有秋冬，故主寒邪。阳困阴凝，故主诸痛。

---

① 手：《濒湖脉学》此字下有"素问"两小字。
② 常：《濒湖脉学》此字下有"仲景"两小字。
③ 绳：《濒湖脉学》此字下有"脉经"两小字。
④ 单：《濒湖脉学》作"箄（bēi 杯）"。箄，古代一种竹制的捕鱼具。又或作"箄"。
⑤ 线：《濒湖脉学》此字下有"丹溪"两小字。
⑥ 腹：原作"覆"，据文义改。音近之误。
⑦ 痛：原作"病"，据《濒湖脉学》及下文"主诸痛"改。

喘嗽①风痫吐冷痰，

喘咳，肺气寒也；风痫，肝脏寒也；呕吐冷痰，脾胃寒也②若外寒客肺，脉见强紧，温肺而喘咳可平；内伤肺寒，脉见强紧，肺败而喘咳无救③。至于风痫脉紧，责在肝肾阳亏；冷痰脉紧，责在土中火弱。八味、六君重投，补真阳而生真阴，乃不易之法也。然紧脉惟伤寒诸痛可见，而内症最忌，为其紧急不软，无胃气也。

浮紧表寒须发越，

脉见浮紧，主寒中皮毛，须用辛甘发散之药。

紧沉温散自然安。

脉见沉紧，主寒中腹中，须用甘温散寒之味。

寸紧人迎气口分，

人迎盛坚者伤于寒，气口甚坚者伤于食。张景岳："人迎本足阳明之经脉，在结喉两旁；气口乃手太阴④之经脉，在两手寸口。人迎为腑脉，所以候表；气口为脏脉，所以候里，故曰气口为五脏主，此《内经》之旨也。所以后世但诊寸口，不诊人迎。盖以脉气流经，经归于肺，而肺朝百脉，经归者，经气归于肺也，故寸口为脉之大会，可决死生，而凡在表在里之病，但诊寸口，诸皆可察也。自王叔和误以左手为人迎，右手为气口，且云左以候表，右以候里，岂左无里右无表乎？讹传至今，其误甚矣！"

当关心腹痛沉沉，

经脉流行，环周不休，通则不痛，何病之有？若寒气客于

---

① 嗽：《濒湖脉学》作"咳"。
② 寒也：原为注释小字体，据文义改为正文大字体。
③ 肺败而喘咳无救：原为正文大字体，据文义改为注释小字体。
④ 阴：原作"阳"。据《景岳全书》改。

经脉之中，气滞血凝，是以心腹卒然而痛也。时人以为心痛，不知心不可痛也，若真心痛者，旦发夕死，夕发旦死。然痛有虚实，有食滞，有寒滞，有痰涎，有积聚，有火痛，有虫痛，有死血，大抵可按为虚，拒按为实，久痛为虚，暴痛为实，得食痛定为虚，食入痛甚为实。更宜脉症相参，虚实自见，惟脉象滑实有力者，固多实邪，虚弱无力者，固多虚邪。但邪暴痛之极，每多见沉伏细涩之脉，最似极虚极弱之候，不知气为邪逆，脉道不行，而沉伏异常，此正邪实之脉也。关脉见紧，心腹卒痛，属肺胃之经病，而寒留气凝，又诸痛属木，而木乘土位，心腹亦痛矣。

尺有紧象①为阴冷，定是奔豚与疝疼。

尺脉见紧，奔豚之积上冲，寒疝之邪挛急，乃阳气衰弱，不能驱逐阴邪，下元虚冷，不能温养经脉，痛极脉紧。宜进温肾之药，奔豚用真武汤，寒疝用附子理中汤。

耳后发颐　愚按：耳后发颐，恶寒发热，红痛胀痛，腮病将退，睾丸忽胀痛，似乎偏坠，而实非也。盖耳旁乃少阳胆之分，肝经相为表里，又耳后一寸三分，乃肾经之位，乙癸本为同源，缘少阳感受风热，而远发于肝肾两经也。余曾治一少年发颐，误投羌、防、牛蒡②之属，腮肿全退，忽然昏厥，左边头、睾丸胀痛，如醉如痴，烦躁出汗，脉来细迟，全不任按。谓病家曰："此病初系少阳一经受邪，因体虚，表散攻急，邪乘虚而走入厥阴，故上则左边头痛，下则左边睾丸胀痛。"急投附子理中汤加归芍，神清汗收，头痛全止，睾丸痛减；再进十全

---

①　尺有紧象：《濒湖脉学》作"尺中有紧"。

②　蒡：原作"旁"，据文义改。

大补汤数剂，全安。夫发颐而进表药，此常法也；肿而睾丸痛者，此变症也。《经》曰："壮者气行则已，怯者着而为病。"又曰："邪之所凑，其气必虚。"耳旁虽属少阳经脉，肝肾之脉亦会于此。下元素虚之人发颐，而投辛散，不惟邪不能解，抑且引寇入内，表里相通，直入厥阴界限，若不补气血而内托，邪从何处发泄？况温中可散寒，补正可退邪，又为虚人治外感之妙法也。此症古人论之甚少，因附疝病之末，以示后学云。

按：张景岳曰：凡察表邪者，不宜单据浮沉，只当以紧数与否为辨，方为的确。盖寒邪在表，脉皆紧数，紧数甚者邪亦甚，紧数微者邪亦微。紧数浮沉有力者，邪在阳分，即阳症也；紧数浮沉无力者，邪在阴分，阴症也。以紧数之脉而兼见表证者，其为外感无疑，即当治从解散。然内伤亦有紧脉，但内伤之紧其来有渐，外感之紧发于陡然，以此辨之最为切当。有似紧非紧，较之平昔，稍见滑疾而不甚者，亦有外感之症，此其邪之轻者，或以初感而未甚者，亦多见此脉，是又可不兼症而察之乎？

缓 阴中阳

去来小快于迟①，一息四至②，如丝在经，不卷其轴，应指和缓，往来甚匀③，如初④春杨柳舞风之象⑤。如微风轻飐⑥

---

① 迟：《濒湖脉学》此字下有"脉经"两小字。
② 至：《濒湖脉学》此字下有"戴氏"两小字。
③ 匀：《濒湖脉学》此字下有"张太素"三小字。
④ 初：原无，据《濒湖脉学》补。
⑤ 象：《濒湖脉学》此字下有"杨玄操"三小字。
⑥ 飐（zhǎn 展）：风吹颤动。

柳①梢②。

【体状诗】

缓脉阿阿四至通，柳梢袅袅飐轻风，欲从脉里求神气，只在从容和缓中。

阿阿，宽缓貌。一息四至，与迟脉三至不同，不似濡脉指下绵软，微脉微细而濡弱，脉细软无力也。柳梢袅袅，如春初之柳，风微飐轻，喻缓脉之象也。盖春之杨柳，其风和，其枝嫩，动摇宽缓，有似脾脉。故此象之脉里求神气，往来甚匀，不疾不徐，意思悠悠，难以名状，惟从容和缓中得其神气，此真胃气脉也。又与紧脉相反，一切平脉必须带缓，谓之胃气，非病脉也。

【相类诗】

缓脉营衰卫有余，

缓脉，无病者也。必兼迟涩，则为营血衰弱，兼见滑大，则为卫气有余。

或风或湿或脾虚，

缓浮为风，有外入之风，有内生之风也。沉缓为湿，有外中之湿，有内生之湿也。缓涩脾虚，有脾不绝血，有脾不生血也。

上为项强下痿痹，

太阳病，风在表，上为项强；太阴病，湿在里，下为痿痹。吴崑③云："湿气着于肌肉，则营卫之气不荣，令人痹而不仁，

---

① 柳：原作"杨"，据《濒湖脉学》改。
② 梢：《濒湖脉学》此字下有"滑伯仁"三小字。
③ 吴崑：（1551—1620），字山甫，号鹤皋，自号参黄子。安徽歙县人。著有《医方考》《脉语》《黄帝内经素问吴注》《针方六集》等。

即为肉痿。肉痿，即肉痹也。"

项强① 愚按：项强一症，有内外之分，虚实异治，不可不辨也。《经》曰：颈项者，生气之本也，乃肝肾之俞，又咽喉之营，束阴阳之道路也。发热恶寒，脉浮而紧，此风寒客三阳经也；腰似折，项似拔，此湿气客三阳经也；项强而动则痛甚，脉强而数实有力，此痰热客三阳经也。若肾虚不能生肝，肝虚无以养筋，而机关不利者，宜六味汤，壮水益肾气；上攻背项不能转侧，阳气虚寒，精不养神，而柔不养筋者，宜椒附散，温暖元阳。大抵项之前后，冲、任、督之部位，项之左右，肝肾之部位，故项强而不发寒热者，皆属肝虚而木失荣，肾虚而精血弱，医家不察，概以邪治之，误人不少矣。

分别浮沉大小区。

缓脉有伤风、寒湿、风疟、痹湿之不同，浮缓、沉缓、缓大、缓小之各异也。

寸缓风邪项背拘，

寸部见浮缓，主风邪中入太阳，为风伤卫症，故项背拘急矣。

关为风眩胃家虚，

左关脉缓，肝风摇动；右关浮缓，脾胃虚弱。

中风② 愚按：中风一症，有阴虚精血不足者，则为偏枯麻木之候；有阳虚真气离根者，则为气脱之候。治有阴阳二症之辨，安有所谓风也？然俗医皆认作风治，药多祛痰发汗，不知精血不足，则水不生木，肝失荣养，木火内动，风自内生，

---

① 项强：原作"项强症"，据原书目录改。
② 中风：原作"中风症"，据原书目录改。

经所谓东方生风，肝属木，为东方青色，虽名曰风，而实非外来之风也。其口眼㖞斜，手足偏枯，语言蹇涩者，乃精血大亏，筋脉拘急，非风之谓也。

气脱①　若气脱之症，昏愦不知人，舌喑②不能言，五绝俱见，顷刻大汗而脱矣。外风中入，岂利害如是乎？使果能如是，则旷野农夫，往来行客，忽遇疾风骤至，一时难避，皆被风中而死，则人无遗类久矣！信乎！非外来之风，皆肝木鼓动，内发之风无疑也。奈何医家全不知培元气，救助根本，反用天麻、钩藤之属而祛风也，牛黄、胆星之属而祛痰也，麻黄、羌活之属而发汗也，是根本亏虚之躯，虽日进补益，尚恐培养之不足，而敢放胆追风攻痰发汗，以戕贼元气，是已亏益亏，已损益损，何风可追？何痰可攻？何汗可发？元气何罪而剥削以至于此耶？吾故曰中风不可从风治，断断如也！

神门濡泄或风秘，

右尺见细缓，寒湿内生，湿胜则濡泄也；左尺见浮缓，血虚风秘，燥盛则干也。

或是蹒跚足力迁。

蹒跚，足跛貌。因于湿者，下先受之，湿胜则气血不能宣通，而足膝无力矣，如痿痹之属是也。

愚按：张景岳曰：缓脉有阴阳，其义三：凡从容和缓，沉伏得中者，此是平人之正脉；若缓而滑大者，多实热，如《内经》所言者是也；缓而细迟者，多虚脉，即诸家所言者是也。然实热者必缓大有力，多为寒热，为口臭，为腹满，为痈疽疮

---

① 气脱：原作"气脱症"，据原书目录改。

② 喑：哑。

疡，为二便不利或伤寒。温疟初愈而余热未清者，多有此脉。若虚寒者，必缓而细迟，为阳虚，为里寒，为气怯，为疼痛，为眩运，为痹弱，为痿厥，为怔忡健忘，为饮食不化，为鹜溏飧泄，为精寒肾冷，为小便频，女人为经迟血少，为失血下血。凡诸疮毒外症及中风产后，但得脉缓者，病家易愈。

芤阳中阴

芤脉：浮大而软，按之中①空，两边实《脉经》。中空外实，状如慈葱。

《辨误》云：芤脉浮沉易见，故曰有边；中候豁然难见，故曰中空。非中候绝无，若泥为绝无，是无胃气矣。《脉诀》云两头有中间无，是脉断绝矣。又言主淋沥②，气入小肠之病，与失血之候相反，误世不小。

【体状诗】

芤形浮大软如葱，

芤脉浮大而软，如葱之中空不实也。

按之旁有中间③空，

浮沉取之易见，谓之旁有。中候虽不应指，细推仍有根气，谓之中空。"按之旁有"四字当以"举按易得"为的。

火犯阳经血上溢，

水虚火亢，迫血逆上，所谓阳络伤则血外溢也。

热侵阴络下流红。

阴虚阳走，血动下行，所谓阴络伤则血内溢也。

---

① 中：《濒湖脉学》此字下有"央"字。
② 沥：原作"漓"，据《濒湖脉学》改。
③ 间：《濒湖脉学》作"央"。

【相类诗】

中空旁实乃为芤，

中候者，空而无力。按："旁实"二字不合芤葱之义，当易"无力"为的。

浮大而迟虚脉呼，

浮大而兼迟为虚脉，虚则愈按而愈软，芤则重按而仍见也。

芤更带弦①名曰革，

浮大芤强则为革。

血亡芤革血寒虚②。

亡血则脉芤，虚寒则脉革。按：当易"芤为亡血革寒虚"为的。

【主病诗】

寸芤积血在于胸③，

按：芤乃失血虚症之空脉，非蓄血积聚之实脉也。以积瘀为诊，误矣！当易"寸芤失血病心忪④"为的。

关部⑤逢芤肠胃痈，

关部见芤，肠胃生痈，而脓血内溃。又胃中呕血，脉亦带芤。按：当易"关芤呕血肠胃痈"为的。

等痈　愚按：《经》云：五脏不和，九窍不通；六腑不和，留结为痈。又曰："营气不从，逆于肉理，乃生痈肿。"凡痈肿高而软者，发于血脉；下而坚者，发于筋脉；肉色而不变者，

---

① 弦：原作"强"。据《濒湖脉学》改。
② 血寒虚：《濒湖脉学》作"血虚虚"。
③ 在于胸：原作"在胸中"，据《濒湖脉学》改。
④ 忪（zhōng 中）：心跳。
⑤ 部：《濒湖脉学》作"内"。

发于骨髓。发于外者，为背脑眉鬓颐等疽；发于内者，为肝肺肠胃等痈。外症易见，内症难明，如肠痈者，乃膏粱积热所致，身皮甲错，腹皮急按之濡，如瘟状，远脐生疮，小腹按之则痛，溲数似淋，腹胀，恶寒身热自汗。未有脓者，脉沉紧，急治宜解毒；已有脓者，脉洪数，急治宜下。脓若有，痛在少腹，而小便闭者，是脓壅滞也。经①云：肠痈为病，切不可针②，针则肠断，饮薄粥以养胃气，服八珍以固元气，庶可保全也。胃痈者，胃为水谷之海，多气多血，多热邪，热入内，二热相合，故为痈。胃脉必沉细，人迎必甚，误认伤寒，禁其饮食者死，益阴壮气、助其胃气者生，不可专治其痈也。

尺部见之多下血，赤淋红痢漏崩中。

尺部见芤多主血淋、血痢、崩漏之病，以肾开窍于二阴，皆血脱血亡之证，与亡阴之症而现血脉，亡阴之脉也。

松舫按：张景岳先生曰芤为阳脉，凡浮、豁、强、洪之属，皆相类也。为孤阳绝阴之候，为失血脱血，为气无所归，阳无所附，为阴虚发热，头晕目眩，为惊悸怔忡，为喘急，为盗汗。芤虽阳脉，而阳实无根，总是属大虚之候。

弦阳

松舫按："弦"字考之诸书，云弦如按琴弦，不同按弓弦之状。如张弓弦③，按之不移，责责④如按琴瑟弦⑤。从中直过，

---

① 经：为《冯氏锦囊秘录》。
② 针：《冯氏锦囊秘录》作"惊"。
③ 弦：《濒湖脉学》此字下有"脉经"两小字。
④ 责责：《濒湖脉学》作"绰绰"。
⑤ 弦：《濒湖脉学》此字下有"巢氏"两小字。

挺然指下①。

《辨误》云：若《脉诀》云脉紧状似牵绳，时时带数，曰弦是紧脉，非弦脉矣。

【体状诗】

弦脉迢迢端直长，

迢迢，犹有软弱之意。肝脉之和平，弦如琴弦，指下挺如端直长纤，如循长竿末梢，形初生之象也，不似革脉劲如弓弦耳。

肝经木旺土应伤，

过实则肝病，劲急若劲则肝死。强属肝木过旺，脾土为肝木气壅不舒，而胃气受亏矣。

怒气满胸常欲叫，

肝主怒，怒则气逆于上，而胸膈胀满矣；怒则疏泄之令不行，气不和而腹中常鸣矣。逍遥散、滋肾生肝饮皆治脉弦而怒伤肝之要药也。

翳②蒙瞳子泪淋淋③。

肝开窍于目，泪乃肝之液，肝热则目生翳膜，而泪液不藏。然肝热有实有虚，虚则补之，实则泻之。弦脉之见症如此。

【相类诗】

弦来端直似丝弦，

弦脉如琴弦，挺直而略带长也。

紧则如绳左右弹，

若紧脉则如切急绳，左右弹人手。

---

① 下：《濒湖脉学》此字下有"刊误"两小字。

② 翳：原作"医"，据文义及《濒湖脉学》改。

③ 淋淋：《濒湖脉学》作"淋浪"。

紧言其力弦言象，

紧脉指下挺健有力，弦脉则诊在形象间也。

牢脉弦强①**沉伏间** "强"字改作"长"字。

牢脉沉着骨，实大弦长，不同弦脉浮沉皆见也。

【主病诗】

弦应东方肝胆经，

《经》曰：春脉者，肝也，东方木也，故其气来软弱，轻虚而滑，端直以长，故曰弦。又肝属乙木，胆属甲木，弦脉亦应之。然有弦而细，弦而大，看在何部。弦而软，其病轻，弦而硬，其病重也。

饮痰寒热疟缠身，

木旺土衰，脾胃不运，聚而为饮；少阳属半表半里，主寒热往来，疟脉自强。其见症如此。

痰饮　愚按：饮有五，痰饮居其一。《经》曰："饮入于胃，游溢精气，上输于脾。脾气散精，上归于肺，通调水道，下输膀胱。"安有所谓痰饮哉？惟脾虚不能散②精于肺，下输水道，清不升而浊不降，留滞中膈，聚为痰饮，故治法必先补脾，脾复健运之常，而痰饮自化矣。虽然人知痰饮之标在脾，而不知痰饮之本实在肾，治以六味、八味，安有不中病情者乎？

寒热　寒热者，阴阳之偏盛也，以寒热分而言之，阳胜则热，阴胜则寒，阳胜则阴衰，阴胜则阳衰。然寒极反有热症，热极反有寒症，真假之不同也；阳胜生外热，阴虚生内热，阳虚生外寒，阴盛生内寒，虚实之不同。以寒热言之，恶寒发热，

---

① 　强：《濒湖脉学》作"长"字。

② 　散：原作"致"。据文义改。

外感伤寒，邪在表也；往来寒热，内伤营卫，虚在里也。此外，又有类伤寒之寒热，劳倦之寒热，产后之寒热，时疫之寒热，疟痢之寒热，及痰饮、蓄血、痈疽、疮疹之属，皆有寒热之症。故在外者当察经络之浅深，在内者当察脏腑之阴阳，是在医家通变施治耳。

疟疾 疟发夏秋，寒热为病，阳分易愈，阴分难痊。盖疟邪伏于半表半里，出与阳争则寒，入与阴争则热，即瘅疟温疟而但热无寒，牡疟而但①寒无热，皆少阳所主之限界。而用药有虚实之不同，如体实无汗者，散邪而令其有汗；体虚有汗者，补正而令其无汗。必使由夜而昼，由晏而早，疟无不截矣。若初发胎疟，淹缠屡月，百法难禁，医家始终不离小柴胡汤，拔邪外出，寒热一日不止，柴胡一日不除，不知表汗之药，徒耗吾身气血，而疟邪反耗不解也。盖暑邪自口鼻而入，维在毫窍而出，隐伏于膜原之间，交争于营卫之界，久发不已，正弱无驱逐之力，邪强有健敌之能，且经络肌凑之路，又非暑热熟由之孔道，至于营卫愈亏，而疟邪愈缠绵矣。

论养阴② 余初起治法即用养阴益血之剂，补正气而实于中，托邪气而达于外。会悟者，必邪有以退，正有以养，养正即所以退邪；庸碌者，必谓闭门留寇之害。余乃历验有年，投剂有效，始笔之于书，以救疾苦，非故违古法，独创不经之说，而以人命为草菅也。嗟嗟庸手，柴葛多进，疟发不止，变症百出，斯时非参、芪、归、地之属，其何以挽回残败之气血哉？三日疟，乃邪中者深，道远行迟，不能与卫气俱行也。盖疟之

---

① 但：原无，疑脱文，据文义补。

② 论养阴：原作"养阴"，据原书目录改。

往来，随卫气为出，阳气动而行速，故发日早，阴性静而行迟，故发日晏。早发宜补中益气汤，久发阴分虚者八味汤，阴虚有火者知柏地黄汤，脾胃虚者六君子汤，此治三日疟大略之法。神而明之，存乎其人！

浮沉迟数须分别，

有浮弦、有沉弦、弦迟、弦数之各别，盖浮弦支饮、沉弦悬饮，弦迟多寒、弦数多热也。

大小单双有重轻。

有弦大、弦小、单弦、双弦之不同。双弦者，脉来如引二线，又两手脉弦为双，一手脉弦为单也。夫弦大主虚，弦细主弱，单弦饮澼，双弦寒深。弦脉有轻重之不同如此。

寸弦头痛膈①多痰，

左寸弦，血虚而头痛；右寸弦，肺寒而痰饮。

寒热癥癖察左关，

寒热发于少阳，痃癖责在肝虚，左肝之脉弦矣。

关右胃寒心腹痛，

右关脉弦，木来克土，胃气虚寒，而心腹疼痛，所谓弦腹痛也。

尺中阴疝脚拘挛。

精血内虚，寒湿之气中在筋脉，则为阴疝，肝肾同治也。血不养筋，筋急拘挛，水不生木也，故尺部之脉弦矣。

按：张仲景曰按之不移硬如弓弦，凡滑、大、坚搏之属，皆其类也。为阳中伏阴，为血气不和，为气逆，为邪胜，为肝弦，为脾弱，为寒热，为痰饮，为宿食，为积聚，为胀满，为

---

① 膈：原作"胸"，据《濒湖脉学》改。

虚劳，为疼痛，为拘紧，为疟痢，为疝痹，为胸胁痛。弦从木化，气通于肝木，可以阴，亦可以阳，但其强大兼滑者，便是阳邪，弦紧兼细者，便是阴邪。凡脏腑间，胃气所及，则五脏俱安，肝邪得侵，则五脏俱病，何也？盖木之资生在水，培养在土，若土气过弦，则水因食耗，土为克伤，水耗则肾亏，土伤则胃败，肾为精血之本，胃为水谷之本，根本受伤，生气败矣，所以木不宜弦也。矧①人无胃气曰死，故脉见和缓者吉，指下弦强者凶。盖肝邪与胃气不和，缓与弦相左，弦甚者土必败，诸病见此，总非佳兆。

革_阴

革即芤、弦二脉相故，均主失血之候，故经论云革脉强②而芤③，如按鼓皮④，皆以为牢脉，胡以象革，或有革无牢，有牢无革，混淆不清。不知革浮牢沉，革虚牢实，形症皆异也，宜辨之。

【体状主病诗】

革脉形如按鼓皮，

如鼓皮，外则绷急，浮取之而强直，内则空虚，沉按之而豁然，故浮取于鼓面而已即得，若按之则中虚无物矣。第不似紧脉按之劈劈，强脉按之不移，牢脉按之益坚也。

芤弦相合脉寒亏⑤，

---

① 矧（shěn 审）：况且。
② 强：《濒湖脉学》作"弦"。
③ 芤：《濒湖脉学》此字下有"仲景"两小字。
④ 皮：《濒湖脉学》此字下有"丹溪"两小字。
⑤ 亏：《濒湖脉学》作"虚"字。

仲景云：弦则为寒，芤则为虚，虚寒相搏，其名为革。

女人半产及①崩漏，男子营虚亦②梦遗。

半产崩漏，阴血聚脱，营虚梦遗，精血内亏，芤合弦之脉见矣。

按：李士材③曰：脉如鼓皮，表邪有余，而内则不足。惟表有寒邪，故强急之象见焉；惟中亏气血，故空虚之象显焉。男子诸病，多由精血不足之故，女子半产漏下，亦以血骤去，故脉则空虚也。

牢 阴中阳

似沉似伏，实大而长，微弦④。

《脉诀》不言形状，但云寻之则无，按之则有，似依稀仿佛，却不言实大弦长之形象，是沉脉则非牢脉矣。又云脉入皮肤辨息难，更以牢为死脉，皆非也。

【体状相类诗】

弦长实大脉牢坚，

大而强实，沉取有力，是牢，主坚积也。第不似实脉之滑实流利，伏脉之匿伏涩难也。

牢位常居沉伏间，

言牢脉似沉非沉，似伏非伏，居于二脉之间。伏脉重按亦不见，牢脉重按满指有力也。

---

① 及：《濒湖脉学》作"并"字。

② 亦：《濒湖脉学》作"或"。

③ 李士材：即李中梓（1588—1655）明末医家。字士材，号念莪，又号荩凡居士，华亭（今江苏松江）人，著有《内经知要》《医宗必读》等。

④ 弦：原作"强"，据《濒湖脉学》改。《濒湖脉学》此字下有"脉经"两小字。

革脉芤弦①自浮起，

革脉芤强在浮分，不似牢脉之在沉分也。

革虚牢实要详看。

革为虚，牢为实，宜详辨也。

【主病诗】

寒则牢坚里有余，

病属阴寒，脉见牢之象，有积在里，沉实有余之候。

腹心寒痛木乘脾，

脾之痞气，心之伏梁，寒冷作痛，肝之肥气，木乘土位，皆牢脉之为病也。

疝㿗癥瘕何愁也，

㿗疝囊大，乃寒湿中于任脉之间，癥瘕坚结，乃食血滞于肌肉之内，脉与症合，无足虑也。

癥瘕 愚按：癥为食积，食入不化，邪气入内，合而成形，食物不灵，应手不移，其症属阴，阴主静，故定于一处而不动。瘕为血积，假物为象，血有生气，动而不息，去来无常。总因营卫俱虚，风寒袭于外，饮食滞于中，停而不化，则邪并于阴而为癥邪，并于阳而为瘕也。

失血阴虚却忌之。

失血阴虚，乃肝肾为病，脉软而细，或缓或大，调治难愈。若见弦硬牢脉，是真水愈亏。脉气愈按而愈坚，胃气之象也，非大所忌者乎。按：李士材曰：牢脉所主之症，以其在沉分也，故悉属阴寒；以其形弦实也，故成为坚积。积之成也，正气不足，而邪气有余，深入牢固，心之积名曰息贲，脾之积名曰痞

---

① 弦：原作"强"，据《濒湖脉学》改。

气，及一切按之应手者曰癥，假物成形者曰瘕，见于肌肉间者曰痃，结于隐僻者曰癖。《经》云："积之始生，得寒乃生，厥乃成积。"故牢脉咸主之。若夫失血忘①精之人，则内虚而当革脉，乃为正象，若反得牢脉，是脉与症反，可卜短期矣。

濡阴

濡脉：极软②浮细，如绵在水中，轻手相得，按之无力《脉经》，如水③浮沤。

《辨误》：《脉经》云轻手相得，按之无有。《脉诀》反言按之似有，举还无。悖戾一至此耶！且按之似有，举之还无，是弱脉，而非濡脉矣。

【体状诗】

濡形浮细按须轻，

濡脉浮细极软，浮举可得，不似虚脉之虚大无力也。

水面浮绵力不禁，

如水上浮绵，轻而无力也。

病后产中犹有药，

病后产后见此濡脉，脉与症合，用补药治之，犹有回机也。其归脾、四君、八味、十全大补乎。

平人若见是无根。

平人见此濡脉，必气血内败，有上无下，无根之脉也，可卜死期矣。

① 忘：通"亡"。失去，丢失。《管子·乘马》："今日不为，明日忘贷。"

② 软：《濒湖脉学》此字下有"而"字。

③ 水：《濒湖脉学》此字下有"上"字。

【相类诗】

浮而柔细知①为濡，

浮细如绵，曰濡。

沉细而柔作弱持，

沉细如绵，曰弱。濡脉细小，与弱脉相类，但弱在沉分，而濡在浮分也。

微则浮微如欲绝，细来沉细近于微。

细比于微，指下犹尚易见，未至于举按模糊也。

【主病诗】

濡为亡血阴虚病，

濡为亡血，若病见阴虚者，宜真元饮、左归饮、六味汤，壮水以补之。

髓海丹田暗已亏，

濡脉土阴阳俱损，髓海空虚，丹田气弱，暗亏已久，宜参、乳、鹿茸、河车之属，同类补之。

汗雨夜来蒸入骨，

盗汗多则亡阳，液耗阴血亏，则骨蒸内热，脉所以见濡也，宜养血汤合生脉散、六味汤加人参、童便治之。

血山崩倒湿侵脾。

血崩而脉濡，乃阴亏阳弱，非参、芪、归、地之属不能补阴液而助元阳。湿侵脾而脉濡，乃土亏火微，非参、附、芪、术之属不能生元气而除内湿。崩，归脾养营，湿，六君补中，皆为合法。

寸濡阳微自汗多，

---

① 知：原作"如"，据《濒湖脉学》改。

阳气衰微，自汗不固，心液不藏，肺气不敛，参附汤合当归养血汤治寸濡之对症药也。

关中其奈气虚何，

虚里跳动，肝血亏，胆中之气虚矣。营者，水谷之精气，卫者，水谷之悍气，脾胃失职，不能运化水谷变化精微，中焦之气虚矣，归脾、四君治关濡之对症药也。

尺伤精血虚寒甚，温补真阳可起疴。

精血亏，则无以化气而下冷惫，真火衰微，虚寒之象叠见，宜温补之药，以生真阳。

弱①

弱脉：极软而沉细，按之乃得，举手无有《脉经》。

弱乃濡之沉者，细小无力，按之始得，不似微脉之按之欲绝、濡脉之按之若无也。

【体状诗】

弱来无力按之柔，柔细而沉不见浮，

柔细见于沉分，举之无有也。

阳陷于②阴精血弱，白头犹可少年愁。

精血虚则阴不足，而阳往从之，故内陷。

老年气血亏，脉当弱，见之为顺。少年血盛，脉反弱，见之为逆。

【相类诗】

见濡脉。

---

① 弱：《濒湖脉学》此字下有"阴"小字。
② 于：《濒湖脉学》作"入"字。

【主病诗】

弱脉阴虚阳气衰，

血属阴，沉按之而柔细，阴血亏虚无疑。气属阳，浮候之而难见，阳气衰败可知矣。

恶寒发热骨筋弛①，

阳不足，则阴气上入阳中而恶寒，阴胜则寒也，宜温之；阴不足，而阳气下陷入阴中而发热，阳胜则热也，宜滋之。精气不足，肝虚则热痿，肾虚则骨弱，又阳明虚，则不能束骨而利机关，此脉之所以弱也。

多惊多汗精神减，

多惊，亏在肝血；多汗，耗在心液。精不化气不生神，而疲倦之态见之于外矣。

益气调营须②早医。

甘温以补元气，甘寒以滋③营血，愈早调治，脉弱犹可复也。

寸弱阳虚病可知，

心肺居上，天之阳也，寸脉弱，知为阳气虚寒，而投温补之剂矣。

关为胃弱与脾衰，

弱在右关④，乃脾胃衰弱，谷食不化，宜进培土之药。然弱在左关，不可推肝血亏虚，木侮不胜，宜进血药乎！

欲求阳陷阴虚病，须把神门两部推⑤。

阳陷于阴，则阴虚而水少，大便滑，小便数，下焦虚痛，

---

① 弛：《濒湖脉学》作"痿"字。
② 须：《濒湖脉学》作"急"字。
③ 滋：原作"湿"，据清抄本改。
④ 右关：原作"关右"，据下文改。
⑤ 推：原作"居"，据《濒湖脉学》改。

筋骨酸痛之病见。而弱脉之在两尺者，当细心推求，而进六味、八味矣。

按：李士材曰：浮为候阳，阳主气分，浮取之而如无，则阳气衰微，确然可推①。夫阳气者，所以卫外而为固者也，亦以运行三焦，熟腐五谷者也，故柳氏谓气虚则脉弱，深得其义。

愚按：弱堪重按，阴犹未绝。若兼见涩象，则气血交败，生理灭绝矣。

散_阴

散脉：大而散，有表无里②，涣散不收③，无统纪，无拘束，至数不齐，或来多去少，或去多来少，涣散不收，如杨花散漫之象④。

【体状诗】

散似杨花散漫飞，来去无定至难齐⑤，

散脉浮乱，乍重乍轻，乍轻乍重，乍无乍有，如杨花散漫，即轻飘无根之谓也。

产为生兆胎为坠⑥，

临产如见脉散，乃胎动于中，脉乱于外，故为生兆。有孕而见散脉，乃气血俱虚，胎不能载，势必下堕矣。

久病逢之不必医。

久病见散脉，气血两竭，元气无根，非药可医矣。

---

① 推：《诊家正眼》作"据"。
② 里：《濒湖脉学》此字下有"脉经"两小字。
③ 收：《濒湖脉学》此字下有"崔氏"两小字。
④ 象：《濒湖脉学》此字下有"柳氏"两小字。
⑤ 来去无定至难齐：原无，据《濒湖脉学》补。
⑥ 坠：《濒湖脉学》作"堕"字。

【相类诗】

脉散无拘散漫然，

脉散无拘束，涣漫不收，有表无里也。

濡来浮细水中绵，

濡脉极软而浮细，如绵浮水中，重按之随手而没。濡脉之无根，与散脉相类，但散脉从浮大而渐至于沉绝，濡脉从浮小而渐至于不见也。

浮而迟大为虚脉，

虚合四形，浮大迟软。虚之异于散者，虚脉按之虽软，犹可见也，散脉按之绝无，不可见也。

芤脉中空有两边。

两边有中间空，阴去阳存之脉也。芤之异于散者，芤脉浮沉俱有，中候犹空，不似散脉之浮大无根，按则绝矣。

【主病诗】

左寸怔忡右寸汗，

心血虚则怔忡而虚里跳动，肺气耗则自汗而凑理不固，两寸之脉散也。

溢饮左关应软散，

溢①饮身体重痛，缘肝血大亏，木乘脾土，脾胃受水②侮，水饮流于四肢、皮肤、肠胃之外，故痰饮结聚。经曰：肝木软而败也，当病饮溢也。

右关软散胻跗③肿，

---

① 溢：原无，据文义补。
② 水：原作"土"，据文义改。
③ 胻跗（héngfū 横夫）：胻，小腿。跗，同"跗"，足。

胕胕作肿，右关脉散，缘脾脉起于足大指端，上踝内前廉①，上腨②内，循胫骨后，交出厥阴之前。脾气虚则足部为病。《经》曰：脾脉软而散，其色不泽者，当病足胕肿。足胕，足胫也。

散居两尺魂应断。

两尺脉散，精神衰惫，魂魄将离，岂草木所能补救者耶？按：戴同父曰："心脉浮大而散，肺脉短涩而散，皆平脉也。心脉软散为怔忡，肺脉软散为汗出，肝脉软散为溢饮，脾脉软散为胕肿，皆病脉也。肾脉软散，诸病脉代散，皆死脉也。"古人以代散为必死者，盖散为肾败之征，代为脾绝之征也。肾脉本沉，而散脉按之不得见，是先天资始之根本绝也；脾脉主信，而代脉歇至不愆不期，是后天资生之本绝也。故二脉独见，均为危殆之候，而二脉交见，犹为必死之符。《难经》云：散独见则危。

细阴

细脉小于微③而常有，细直而软，若丝绵之应指④。

《辨误》云：《脉诀》言往来极微⑤，是微反大于细矣，与经旨相背。

【体状诗】

细来累累细如丝，

---

① 廉：小腿的两侧。
② 腨（shuàn 涮）：小腿肚子。
③ 细脉小于微：原作"脉小于细微"，据《濒湖脉学》改。
④ 指：《濒湖脉学》此字下有"脉经"两小字。
⑤ 往来极微：原作"来微"，据《濒湖脉学》改。

累累，如贯珠联络，如丝绵状，细脉之形，第不似微脉之微弱模糊也。

应指沉沉无绝期，

沉取应指如丝不断，而犹易见，未至模糊也。

春夏少年俱不利，

春夏属阳，主发生，少壮之人气血盛，俱利于和平，不利于细脉，谓其不与时合，不与形合也。

秋冬老弱却相宜。

秋冬属阴，主收藏，老弱之人气血衰，与细脉相合，而在禁例也。

【主病诗】

细脉萦萦①**血气衰，**

萦萦，收卷貌，言细脉沉直而软，血少气衰，有此症则顺，否则逆也。

诸虚劳损七情乖，

诸虚者，五脏六腑虚也。劳有肺劳、肾劳、心劳、脾劳、肝劳也。七情有喜、怒、忧、思、悲、恐、惊也。损有一损损于皮毛、二损损于血脉、三损损于肌肉、四损损于筋、五损损于骨也。夫七情劳损，戕其真元，推其亏败之由，大抵以酒为浆，以妄为常，醉以入房，欲竭其精，以耗其真，务快其心，而逆于生乐也。当此之时，脉象沉细，非参、地直补水火，即参、乳大补精气，庶脉细而渐有神，细中渐有力，生生之兆于斯见矣。若细而弦数，损坏极矣，岂能救乎？

劳损 愚按：五脏六腑，气血不足为虚，虚甚而五脏经络

———

① 萦萦：原作"营营"，据《濒湖脉学》改。

有亏为损，《经》劳损论惟在气血二端，毋论劳心劳力，皆能损伤精血，而房劳为尤甚，以形与神俱劳，而精与气均损，而渐染成痨也。盖元精、元气、元神三者，乃人身中之真精、真气、真脉也。精乃脏腑之真，非劳血之比，故曰天癸。气为脏腑之大经，为动静之主，故曰神机。脉为天真委和之大气，《经》谓其名有三，曰命之本、气之神、形之道，其机运升降，皆随气而动，因血而荣，精气资始，相生不失，以养一身，为人之司命形实之体用也。若精不足，则气失资化，气不足，则血失所荣，血不足，则气无所附，天真散乱，而病生焉。气虚则恶寒，血虚则发热，寒热交困，气血愈亏，而诸症叠见矣。夫心耽欲念，肾必应之。凡君火动于上，则相火应于下。相火者，水中之火也，静于守位，则为阳气，炽而无制，则为龙雷，涸泽燎原，无所不至。故其在肾则为遗、淋、带、浊，水液渐干而炎于上；入肝则逼血妄行，为吐或为筋骨疼痛；入脾则脾阴受伤，或为发热，而饮食化为痰涎；入肺则皮毛偏枯，而亡阳喘咳，甚则音哑声嘶。是皆无根之火，阳不守舍，由肾而肺，本源渐稿，剥极之象也，且内热燔灼，久泄、侧眠、咳嗽、喉痛、肛门瘘疮，既非药所能疗，而生死尤在脉诊，脉缓则渐有生机，脉数则病必危笃，弦细而加紧数，百无一生。经曰：五脏已衰，六腑已极①，九候虽调，犹死。况犯死症，而又犯死脉，安有生理乎？治法，水亏则六味壮水之主，阳亏者八味益火之源；阴虚相火炽盛者，知柏、八味补阴以清虚热；木火薰金肺脏受困者，百合固金滋养金水之涸；肺气久亏能受②温补者，生脉、

① 极：《张氏医通》第五卷"诸血门"作"竭"。
② 受：原作"受受"，据文义删。

保元以救肺金之败。脾胃乃后天根本，为万物之母，具坤柔之德，而有健运之功，或培补脾阴之虚，或温补胃阳之弱，所谓补肾不如补脾之说也。又常考诸书，尝见虚痨，咽痛失音，食物尚可下，反水饮不能入，乃津液枯稿，吸门为病，即与噎症相类也。夫平人饮食下咽，会厌即掩喉管，或饮食时而言语，会厌有不及掩，错入气窍，呛咳而出者有之。若虚劳，食物必呛，水饮为更甚。诚以咽喉属少阴之地，咳久音嘶，水涸泽枯，吸门之间一团虚火燔灼，干燥哽物，下咽之时，会厌稍润泽，而掩盖不营，蜜缝旁漏，入气管①之中，呛嗽不已②。病势至此，不死何待耶？

劳虫③　更有虚劳热毒，积久生虫，食入脏腑，其症蒸热、咳嗽、胸闷、背痛、腰膝酸痛、卧不能寐、面色㿠白、两颊时赤、时怀忿怒、梦与鬼交，沉沉默默不知所苦，而无处不恶，同气连枝，多遭传染，甚而灭门。法当补虚以补其元，余虫以去其根，能杀其虫，虽病者不生，亦可绝其传染矣。呜呼！虚则当补，损者当益，顾名而思义也。奈何庸碌之辈，咸谓滋补成损，造此无稽之说，迷惑病家。而举世宗之，牢不可破，又拘肺热伤肺，服参必死之说，以补益为砒毒，以消表为灵丹。见病者咳嗽音哑矣，医犹谓风闭在肺也；病者寒热交争矣，医犹谓疟邪不解也；甚至上呕下泄，肌瘦如柴，脉弦细涩数，医犹谓六味不可轻投，熟地万不可服，不惟气滞食减，抑且④腐肠烂胃。医者以此技而行其道，病者闻此说而信为秘旨，杀人

① 管：原作"营"，据文义改。
② 呛嗽不已：原作"不呛嗽不已"，据文义去"不"。
③ 劳虫：原作"虚劳重症"，据原书目录及正文改。
④ 抑且：况且。

之祸胜于利害之刃。医术如是，可不寒心哉！

若非湿气侵腰肾，

邪之所凑，其气必虚。寒湿之气乘虚内侵腰肾，实由营卫气虚，致经脉少流行之机，不能逐湿出外，得此细脉，脉症尚顺也。夫肾主水，脾主湿，湿胜则流，必归于坎者，势也。腰为肾之府①，湿为阴之气，肾着汤临症详察而主之。

即是伤精汗泄来。

精者，身之本也，精伤则阳亏。汗者，心之液也，汗多则亡阳。泄者，脾之虚也，脾弱则食减。细脉之见，不外是矣。

寸细应知呕吐频，

呕吐太过，则伤真阴真气，肺太阴主气，气虚则右寸脉细。然细居左寸，不又可推怔忡不寐乎？

入关腹胀胃虚凭②，

脾胃衰弱，失健运之职，不能熟腐水谷，中州胀满，右关脉细矣。然细居左关，不又可推肝木少血乎？

尺逢定是丹田冷，泄痢遗精号脱阴。

其火衰微则丹田冷，泄痢久则真阴枯，精不固则肾元败，阳衰阴脱，两尺之脉虚矣。按：李士材曰细脉、微脉俱为阳气衰残之候，夫气主煦之，非行温补，何以复其散失之元乎？设以凉剂投之，何异于恶醉而强酒，遂使真阳败散，饮食不进，上呕下泄，是使之速毙也。《素问》云：壮火食气，少火生气。人非少火无以运行三焦，熟腐水谷，未彻夫此者，并见必死。细则气衰，散则败，气血交穷，短期将至矣。

---

① 府：原作"腑"，据文义改。
② 凭：《濒湖脉学》作"形"。

伏_阴

重按至①骨，指下才动②，脉循③筋下④。《辨误》云：《脉诀》：寻之似有，定息全无。是中候见形矣，殊为舛谬⑤。

【体状诗】

伏脉推筋着骨寻，

浮中二候绝无，沉候亦隐，必附骨乃得，第不似短脉之寸尺短缩，沉脉之三部皆沉，而按之即得也。又一手脉伏曰单伏，两手脉伏曰双伏。不可以阳证见阴脉为诊，乃火邪内菀，不得发越，阳极似阴，故脉伏也。若夹阴伤寒，先有伏阴在内，外复甚寒，阴盛阳衰，四肢厥逆，六脉沉伏，须投姜、附及灸关元穴，乃复出也。若伤寒坏症，不问阴阳，误服药饵，重困垂死，脉伏不省人事，用人参一两煎汤灌之，名曰夺饮，少顷鼻梁有汗出，脉复立瘥也。

指间才动隐然深，

重按之下，指间隐隐有动象。而脉伏筋骨之深，与沉脉有别也。若症见气促、冷汗、神昏，指下虽隐隐脉动，而元气将散，少刻一丝脉断，真气绝矣。

伤寒欲汗阳将解，

天时燠蒸⑥而雨作，人身烦闷而汗作，气机之动也。伤寒邪热内菀，将欲达表，气机欲动未动之际，脉来隐伏，阳极似

---

① 至：《濒湖脉学》作"着"字。

② 动：《濒湖脉学》此字下有"脉经"两小字。

③ 循：《濒湖脉学》作"行"。

④ 下：《濒湖脉学》此字下有"刊误"两小字。

⑤ 舛谬：错误。

⑥ 燠（yù 玉）蒸：闷热如蒸。

阴之象，顷间，阳气宣通，大汗而解。或一手伏，或两手伏，脉皆尽现矣。

论伤寒绝少　愚按：世间真伤寒者极少，非感冒肤浅之疾，即时染之症。仲景《伤寒论》，原为宗族死亡，伤寒十居其七，非皆死于伤寒也，乃医家误作伤寒施治，致于不可救药，故不胜悲愤，而作此书。六经之中，不尽论真伤寒也，如中风、温病、痉、湿暍、内痈、霍乱、酒客病，及清邪中上、浊邪中下、阴中于邪之属，皆类伤寒症。仲景发明辨之，然则何者为真伤寒？何者为类伤寒？庶不致误治，而是书之作，其不为真伤寒发端也，明矣！且俗传仲景治伤寒，专以祛邪为训，而不知其为本之是急。如伤寒脉结代、心动悸者，炙甘草汤主之；伤寒二三日，心中悸而烦者，小建中汤主之；少阴病下利、咽痛、胸满、心烦者，猪肤汤主之；发汗不解反恶寒者，虚故也，芍药甘草附子汤主之。又如诸动气、淋家、疮家、衄家、亡血家及脉沉尺脉迟者，不可汗；腹胀可按而减，诸动气及诸虚阳微，脉弱或浮大者，皆不可下之类，无非惓惓①示人，感伤寒者，不尽体实，多属体虚，青②龙、白虎、承气等汤，断乎不可妄投者如此，则仲景当日本意，更为病伤寒者，多责在于温补，而慎在于祛邪也可知。况伤寒误汗误下，如太阳坏病九十四条、太阴坏病二条、少阴坏病二条、厥阴坏病四条，正气无有不虚，而又宜于温补者，甚多耶！张景岳曰：仲景三百九十七法，而脉症之寒而虚者一百有余，一百一十三方，而用参者三十，用桂附者五十有余。孰谓仲景伤寒无补法耶？矧今人之患挟虚伤

---

① 惓惓：恳切貌。
② 青：原作"清"，据文义改。

寒者，十尝六七，传误伤寒无补法者，十之八九，虚而不补，且复攻之，其受害者，盖不可胜纪矣。呜呼！余读仲景之书，而后读景岳之论，直开后学之蒙瞆①，济无穷之夭枉矣②。医家必以为可法，而竟不取法者，何也？岂生民之厄，当如是乎？不然，何纷纷言伤寒者不啻数百家，而卒不知仲景因类伤寒误作真伤寒治，而后不得不论伤寒，因真伤寒概用汗下药，不知温补，而后不得不论伤寒也。故③不揣固陋，附于篇末以辨之。

厥逆脐疼证④属阴。

厥逆脐痛 厥逆有阴阳之分：阳厥手足虽冷，乍有温时，不过节，指甲红；阴厥过节，指甲青黑，或白色，或冷汗，言微神倦。若伤寒阳厥，则自表而传里，外虽厥冷，内有热邪，烦渴脉数，身复时温，便秘尿赤，谵语昏愦，所谓火极似水也；阴厥则为阴经直中，不从阳经传入，身不热，便不秘，脉迟微细，而口不渴，引衣自盖，下利，真阴寒症也，然勿以脉伏而尽认为寒厥也。若当脐痛，属少阴肾，有虚实之分，虚疼则喜按，实痛则拒按，喜按者中空无物，肾气虚寒也，拒按者内非痰食即瘀血阻滞也。大抵当脐作痛，喜按而属虚寒者居多，然痛极脉伏，勿尽认为寒疼。至于脐疼而厥，属寒中少阴，阴盛阳衰，四肢厥冷，六脉沉伏，须投姜附及灸关元，脉乃复出也。若太溪、冲阳皆无脉者必死。

---

① 蒙瞆：愚昧无知。

② 矣：原作"宜"，据文义改。音近之误。

③ 故：原作"固"，据文义改。

④ 疼证：原作"痛症"，据《濒湖脉学》改。

【主病诗】

伏为霍乱吐频频，

反复不安，挥霍缭乱，阳明受伤，气道阻塞，一时不行，至于手太阴而脉伏矣。然既吐泻之后，脾气不无更虚，勿谓脉道不利，而轻投平胃及藿香正气之类。若吐利、汗出厥冷、四肢拘急、脉欲绝者，四逆、理中宜急进也。

腹痛皆缘宿食停，

食停在内，脉络滞涩，阴阳相搏，腹中急痛，而脉伏矣。

蓄饮老痰成积聚，散寒温里莫因循。

或五饮内蓄，或老痰内结，致成积聚之症。由阳气潜伏，阴血凝滞，营卫不通，三焦不运。急宜温暖以散阴寒，阳旺而水道通调，痰饮可化也；辛热以散脏腑，火壮而气血运动，积聚可衰也。盖痰积阻碍脉道，伏而不动，久则生变，不可因循缓治，恐误大事耳。

积聚之症 愚按：积聚为病，虽属有余，实由不足，虽属脏腑，实由脾胃。《经》曰：壮者气行则已，怯者着而成病。又曰：大积大聚，其可犯也，衰其半而已。洁古云：壮人无积，虚人则有之，脾肾虚弱，气血虚衰，四时有感，皆能成积。信乎！邪之所凑，其气必虚，攻击之法，不可不慎用。夫气血流行，经脉疏通，营之与卫调畅，积聚何由而成？惟脾胃不足，及虚弱失调之人，多有积聚之病，诚以脾虚则中焦不运，肾虚则下焦不化，正气不行，邪滞得以盘踞。其中善治者，不必问其何脏何腑，先调胃气，饮食倍臻，积聚自衰。先补正气，正气，肾气也，精气先固，积聚日化，即壮实而必利于攻削者，亦当以补气补血之药先服或兼服，所谓寓攻于补，乃百战百胜之法也。盖气之所积名曰积，气之所聚名曰聚，此《难经》以积为阴气，聚为阳气之义也。心之积名曰伏梁，肝之积名曰肥气，脾之积名曰痞气，肺之积名曰息贲，肾之积名曰奔豚，此气不舒，抑菀而成积，当从菀论也。更有癥瘕痞块，在气在血在食之不同，皆不外乎饮食之内滞，风寒之外乘。在医者以意推之治之，量其虚实，权其轻重，消息之而已矣。或问之曰：痞积之人，面黄肌瘦，鼻衄无时，古书未之发明其故，何也？余曰：阳明主肌肉，挟鼻下，循鼻外，痞积藏于肌肉之间，耗阴血致阳明之火鼓动，奔迫上逆，而脉出清道，《内经》所谓"阳络伤则血外溢"是也。治法不知养血扶脾为正脉之根源，而妄以清凉滋降之味为止衄之圣药，势必土愈败而积愈胜，火益炽而血益动，中满之变，不待智者，而后知之矣。

食菀胸中双寸伏，欲吐不吐常兀兀①，

食填太阴，胸中痞塞，胃间温温欲吐，复不能吐，兀兀作苦，莫可名状，营卫由此不行脉道，由此不利，而两寸无脉矣。

当关腹痛困沉沉，

太阴腹痛，脾土受困，痛极脉伏矣。若伏而数，热厥也；伏而迟，寒厥也。宜详辨之。

关后疝疼②还破腹。

寒疝急痛，经脉阻而营卫不实。下利暴竭，气下陷而隧道不行。多见关后，阴伏之脉也。

论伏脉 愚按：张景岳曰：伏脉如有如无，附骨乃见。此阴阳潜伏，阻隔闭塞之候。或火闭而伏，或寒闭而伏，或气闭而伏。为痛极，为霍乱，为疝瘕，为闭结，为气逆，为食滞，

---

① 兀兀：昏沉的样子。
② 疼：原作"痛"，据《濒湖脉学》改。

为忿怒，为厥逆、水气。凡伏脉之见，虽与沉、微、细、脱者相类，而实有不同也。盖脉之伏也，以其本有如无，而一时隐蔽不见耳。此有胸腹痛剧而伏者，有气逆于经，脉道不通而伏者，有偶因气而脉自复者，若此数种之外，其有积困延绵，本细微而渐至隐伏者，此则残烬将绝之兆，安得尚有所伏？常见庸人诊此，无论久暂虚实，动称伏脉，而破气导痰之剂犹然任意，此恐其就到稽迟①，而复行催牒耳，闻见略具谅不至此。

动阳

动脉：乃数脉见于关，上下无头尾，如豆大，厥厥动摇。《辨误》云：《脉诀》言：寻之似有，举之还无。是弱脉，而非动脉矣。又曰：不离其处，不往不来，三关沉沉。皆含糊谬妄，殊非动脉。詹氏②言其形鼓动如钩如毛者，则混于浮大之脉，尤谬也。

【体状诗】

动脉摇摇数在关，

厥厥动摇，滑数有力，阳虚则阳动，阴虚则阴动，若谓动脉只见关上者，可不辨而明矣。

无头无尾是③形团，

动脉两头俯中间起，无头尾，其形若豆，极与短脉相似，但短脉为阴，不数不硬不滑，动脉为阳，且数且硬且滑也。

其源本是阴阳搏，

阳欲降而阴逆之，阴欲升而阳逆之，两者相搏，不得上下，

---

① 稽迟：延误滞留。
② 詹氏：即詹炎举。
③ 是：《濒湖脉学》作"豆"字。

击鼓之势，陇然高起，而动脉之形著矣。阳升阴降，二者交通，上下往来于尺寸之内，方且冲和安静，焉有所谓动者哉？

虚者摇兮胜者安。

虚亏内症，阴阳乖戾，动数无力，根本有动摇之象。伤寒外症，邪热相搏，动数有力，标实有可安之理也。

【主病诗】

动脉专司痛与惊，

阴阳相搏则为痛，心躁热而神不安则为惊也。

汗因阳动热伤①阴，

阳动则汗出，阳指寸也，左寸心，汗为心之液，右寸肺，主皮毛而司腠理，故动则汗出也。阴动则发热，阴言尺也，左尺动为肾水不足，右尺动为相火虚炎，故动则发热也。

或为泄痢拘挛病，男子亡精女子崩。

泄痢拘挛，亡精崩漏，俱气血大亏，阴不维阳，自相搏击，而两尺之脉动矣。

愚按：阴困于内，阳战于外。又曰前说误不可从，必阴困于外，阳战于内，故有此脉。此说极是，可知前说之非也，此脉阴阳之乖戾可知。夫阴阳相搏而虚者名曰动，关前为阳，主汗出，关后为阴，主发热，岂不精妥？而庞安常②强为说云：关前三分为阳，关后三分为阴，当关位半阴半阳，故动随虚见。是亦泥动脉只见于关上之说也。

---

① 伤：《濒湖脉学》作"因"字。

② 庞安常：即庞安时（约1042—1099），宋代医学家。字安常，自号蕲水道人，蕲水（今湖北浠水县）人，被誉为"北宋医王"。撰《伤寒总病论》等。

促_阳

来①去数，时一止复来②，如蹶之趣③，徐疾④不常⑤。

《辨误》云：《脉诀》云并非寸口，已非促脉之义，且不言时止，尤为愦愦⑥矣。

【体状诗】

促脉数而时一止，

促脉为义，于急促之中，数时一止，如趋而蹶为阳，而阴不能和也。第不似结脉之迟缓，中有止歇也。

此为阳极欲亡阴，

阳亢则阴亏，火盛则水亏，阳有余则阴之不足也。

三焦菀火炎炎盛，进必无生退可生⑦。

上焦如雾，中焦如沤，下焦如渎，为真火之源。三焦火菀，盛炎无制，非果尽实热也，多属阴虚，为阳所乘耳。如止数渐增，则病进而势方张，决无生理；止数渐稀，则病退而势衰，靡有起色矣。

【主病诗】

促脉惟将火病医，

促因阳亢，皆属火病，然火有虚实，勿谓促脉尽是实火症也，临症者宜慎之。

---

① 来：原作"往"，据《濒湖脉学》改。
② 来：《濒湖脉学》此字下有"脉经"两小字。
③ 趣：原作"起"，据《濒湖脉学》改。
④ 徐疾：原作"疾徐"，据《濒湖脉学》改。
⑤ 常：《濒湖脉学》此字下有"黎氏"两小字。
⑥ 愦愦：纷乱；糊涂。
⑦ 进必无生退可生：原作"进必无根退必生"，据《濒湖脉学》改。

其因有五细推之，时时喘咳皆痰积，或发狂斑①与毒疽。

促脉见症者有五，或喘咳痰积而凝滞，或妊斑毒疽而血瘀，无非阳热火炽之象。然实火主脏气乖违，虚火主水涸火炎，岂可尽用清降泻热之剂而误人性命？

喘症　愚按：喘有外感内伤之不同，有邪实本虚之各别。如实邪在肺，风寒受自皮毛，入肺而为喘，火热生痰，壅塞肺窍，阻碍呼吸，肺亦喘急，此实喘之症也。然实者，其来暴，其声高，其气有余而长，其呼出反觉为快，其脉浮洪滑数有力。治风寒实喘者，宜用温散，治痰火实喘者，宜用寒散，不难愈也。虚喘者，其来缓，其声低，其气不接而促，其吸入引长，一息为快，其脉微细无神，或浮强数大，重按无根。治精亏虚喘者，法宜壮水，治气弱虚喘者，法宜益火，不易愈也。夫肺为五脏华盖，主持诸气，主皮毛而居上焦，邪气犯之则为实喘，肺脏本亏则为虚喘，土不生金则为母令子虚而喘，第病在中上二焦，化源未竭，其病尤浅。若病在下焦，肝肾气亏，本末俱病，其病则深，非补救根本，接助元气，何以助其纳气归源之法而引之归根耶？又尝见外无风寒之邪，内无痰火之发，或劳动则气乏而喘，饥饿则气怯而喘，或泄精之后、大汗之后、大便之后、大病之后、痈疽之后及妇人产后、月事之后喘促不续者，皆宜大补气血为主。而产后喘促，尤为危候，此子午不交，元气欲脱，非参、芪、附猛进未能回元气于无何有之乡者也？即遇实喘有余之症，宜稍稍降而抑之，不可过剂，斯称良手耳。更有咳久，肺肾两亏，清肃之令不行，开合之权失职，致水道不利，浸渍皮毛而浮肿，水气乘肺而咳逆，甚至不能平卧，喘

---

① 斑：原作"兮"，据《濒湖脉学》改。

息有音。阴虚有火者，脉必滑数无力，症必面赤及口渴、便秘等症，宜六味汤加麦冬、五味、牛膝、车前主之。阳虚无火者，脉必细迟无力，症必畏寒及肢冷便泄等症，宜肾气汤加人参、黄芪、鹿茸、河车之属。但咳变满，满变喘，十有九虚，而虚中挟实者，间或有之，药能挽回者，亦寥寥也。若先满后喘，乃土败传金，肾败及肺，足太阴脾健运失职，手太阴肺治节不行，足少阴肾关门不利，三脏大亏，元气剥削，考古之法，惟仲景肾气丸加人参，或救喘满于万一也。

哮症 而于哮症似喘，而非呼吸有声，呀呷不已，此痰火菀于内，风寒束其外，食味酸咸太过，因积成热而得之，是则遇寒则发，遇劳则发，而夙根难除也。然未发时扶正气为主，既发时攻邪气为主。扶正气者，须辨阴阳，阴虚者补阴，阳虚者补阳；攻邪气者，须分微甚，或散其风，或温其寒，或清其痰火。但久发者，肺气无有不虚，真阴无有不弱，或于消散中多加温补，或于滋补中少加清散，惓惓以元气为念，庶无变症之患。不然久哮痰多，肺气受困，再加攻伐①，肺气受亏，浮肿胀满之症现，而危亡必矣。嗟乎！气聚则生，气散则死，喘乃气动，恶候也，破之可乎？王海藏②云气盛当作气衰，有余当认作不足，肺气果盛与有余，则清肃下行，岂复上逆为喘？以其火灼真阴，衰与不足而为喘焉。所言盛与有余者，非肺中之气也，乃肺中之火也。海藏之辨，发千古之未发，真喘症之圣药也！司命者，岂可不加意哉？

五饮五痰 痰者，病名也。气血和平，经络调畅，津液流

---

① 伐：原作"发"，据文义改。
② 王海藏：即王好古（约1200—1264），元代医学家。字进之，号海藏，赵州（今河北省赵县）人，撰《医垒元戎》《汤液本草》等。

通，无痰之患。若气脉窒塞，津液不行，薰蒸聚结，成而为痰。有此气血精液，便有此痰，乃清浊邪正之气变化，必然之理。古人谓痰之所生，由于脾土不运而受湿，因设立二陈一方，为治痰之圣药，其意专以健脾去湿为主。盖脾健则能散精于肺，通调水道，下输膀胱，用茯苓补脾而渗痰，半夏燥湿而除痰，陈皮可通三焦而理气，甘草佐陈皮，同致调和之力，二陈之法岂不甚善？然此特治脾胃湿痰之标，而非源出于肾为治痰之本也。夫肾不能制水，而痰为水泛，是水泛为痰，是无火之痰，皆由真阳衰弱所致，宜用八味丸补而逐之；肾虚火动，水沸为痰，是有火之痰，皆由真水耗伤所致，宜六味丸滋而润之。更有五饮五痰，症不同而治法亦异，脾痰肺痰，脏不同而燥湿各殊，治痰之道，岂泥于一定之则哉？若老痰顽痰，如树之有萝，屋之有迁，石之有苔，此凝浊菀结而成，岁月积久，附托相依，而为痰癖也。常见阴虚多火之人，嗜酒过度，始以酒利，久变痰积，盘踞肠胃之间，根深蒂固，旋去旋生，竟无尽理。求其本而拔之，湿与热其因也，然若何而使湿热盘踞如此？必吾之肾不足，无以制乎热，吾之脾元不运，无以行乎湿，而后能聚于胃间，流于肠之大肠，下既不利，势必鼓阳明之火上逆而为牙痛，表里相通而为咳血。欲拔本而塞源，须进壮水滋阴之品，尤必以何首乌重用为君，然后痰从大便解下，久久服之，积痰可渐衰矣。设阳虚无火，结为痼冷痰积者，则又利于温脾胃补真火之法也。若王隐君①之滚痰丸，虽为老痰顽痰要药，然必脉实者方可用之，况痰为津液所化，驱导涌涤，徒伤他脏，亦

---

① 王隐君：即王珪，元代医家。字均章，号逸人、洞虚子、中阳老人。吴郡（今江苏苏州）人。隐居吴之虞山，人称"王隐君"。著有《泰定养生主论》。

不可速于尽除者也，丹溪倒仓之法，胜于隐君多多矣。

发斑① 愚按：斑者，乖戾失常，偏阴偏阳之至也。有内伤元气不足而发斑者，乃气血两虚，脉虚大②无力，心烦作热，懒于言动，倦怠有汗，妄作外感有余之症，立见倾危，补中益气汤主之。丹溪曰：内伤发斑者，胃气极虚，一身之火游行于外。宜补以降之，大建中最佳。若内有伏阴，误服凉药，逼其虚阳浮散于外，而为阴斑，脉虽洪大，按之无力，或手足冷过肘膝者，先用理中汤以复其阳，次随症治，不应加附子，必验也。外感发斑，虽分数种，然皆由毒邪不能解。如当汗不汗，则表邪不解；当下不下，则里邪不解；当清不清，则里邪不解；当清不清，则火盛不散；当补不补，则无力不解；下之太过，则邪不解；阳症误用温补，则阳亢不解；阴症误用寒凉，则阴凝不解。凡毒邪不解，则直入阴分，菀而成热，乃致津涸血枯，斑见肌表，此毒邪固结，营卫俱剧之症也。但斑有微甚，势有轻重，轻者状似蚊迹，只在四肢，色淡而隐，重者成粒成片，多见胸腹，色紫而显，若见黑斑，此热极胃烂，十有九死。治斑全在明察病人元气虚实，脉之有力无力，为尽善也。或谓斑有生者，非斑也，皆疹耳，状如蚊迹蚤痕，小点而赤是也。大抵外感发斑，体实脉实者，清凉化毒为主；体虚脉虚者，壮水益阴为先；阴症发斑，附子理中为急。吴鹤皋云以参、芪、桂、附而治斑，法之变也，医不达权，安足语此？

痈疽之症 痈疽之疾，多生于膏粱炙煿嗜欲之人，虚邪热毒，煎熬气血而成，大而高起。属乎阳，壅滞于阳络，多由于

---

① 发斑：原作"发斑症"，据原书目录改。

② 大：原作"犬"，据文义改。

六腑内发，属乎阴，阻伏于经络阴经，故其发多由五脏。发于喉舌者，心之毒；发于皮毛者，肺之毒；发于肌肉者，脾之毒；发于骨髓者，肾之毒；发于下者，阴中之毒；发于上者，阳中之毒；发于外者，六腑之毒；发于内者，五脏之毒。感于六腑则易治，感于脏则难疗，近骨者多冷，近肤者多热。古人谓痈疽初发，邪未曾达表，脏腑壅热，一毫凉药不可用。然初起毒陷阴分，气血虚寒，非阳和托里，何能升达？在表既溃，而阴血干枯，非滋阴充畅，何能接续脓浆？大抵脓色浓厚者气血旺，脓色清淡①者气血衰。未经出脓之前，或有有余之热，既经出脓之后，尽从不足之治，毒气一分未尽，不可姑息容留，以致蔓延，便成他变。气血不能逐毒者，温补兼托；血虚不能化毒者，滋补排脓。世人但知以毒为火，清火以解毒，殊不知毒即火，毒化而火亦清，毒凝而火愈菀，然毒之化必由脓，脓来必出气血，气血之化必由火也，火可清乎？况清凉之法，仅可施于疮疥小疖，若遇通经达络疽之深者，攻托尚虞不暇，岂可复行清解？反伤胃气，以致阳气不振，难溃难长，甚则内攻脏腑，可不畏哉？

补斑症　愚按：汪石山②讳机儒学，治一人，有内事后，忽发热吐泻，昏闷烦躁，头痛身痛，自汗不止，脉皆洪数。机③曰：吐泻内虚，汗多表虚，脉不为汗衰，亦不为泻减，法在不治。令用人参救里④，黄芪救表，白术、干姜、甘草和中安胃，

---

①　淡：原作"痰"，据文义改。

②　汪石山：即汪机（1463—1539），明代医学家，新安医学奠基人。字省之，别号石山居士，祁门城内朴墅人。其家世代行医，祖父汪轮、父亲汪渭均为名医。撰《石山医案》《本草会编》等。

③　机：即汪石山。

④　里：原作"理"，据文义改。

茯苓、陈皮消痰理气。服至五六剂，则见红斑，面赤肢肿。人来告急，机曰：斑症由吐泻发者多吉，谓邪从上下出也。但伤寒发斑，胃热所致，今此发斑，乃胃虚而无根失守之火游行于外，可补而不可泄，可温而不可凉，若用化斑汤、元参、升麻之类，则生死反掌矣。仍令守前方，服十剂，斑则成疮，肢肿亦消而愈。

按：李士材曰：人身之气血贯注于经络之间者，刻刻行流，绵绵不息，凡一昼夜，当五十营，不应数者，名曰狂生；其应于脉之至数者，如鼓应桴，罔或有忒也。如脏气乖违，则稽留于脏腑，血脉凝泣，阻其运行之机，因而歇至者，其止为轻；若元衰惫，则阳驰阴涸，失其揆度之常，因而歇至者，其止为重。然促脉之故，得于脏气乖违者十之六七，得于真元衰惫者十之二三，或因气滞，或因血凝，或因痰停，或因食壅，或外因六气，或内因七情，皆能阻遏其运行之机。故当往来急数之时，忽见一止者，如止数渐稀，则为病瘥，止数渐臻，则为病剧，所见诸症不出血凝气滞，更当与他脉相参耳。

结_阴

往来缓，时一止复来①。《辨误》云：《脉诀》言或来或去，聚而却还，律以缓时一止之义，全无相涉，与结脉无干，故直辨之。

【体状诗】

结脉缓而时一止，

指下迟缓中频见歇止，为结。止而不全断，中有还意，不

---

① 来：《濒湖脉学》此字下有"脉经"两小字。

似代脉之动，止不能自还也。

独阴偏盛欲亡阳，

阴阳互根，水火互藏，脉和缓而调匀者，为平人。若寒气凝结，阴偏盛而阳衰，根本摇矣，大温大补，庶脉渐复耳。

浮为气滞沉为积，

浮结为寒滞阻塞，沉结为寒积内生。

汗下分明自主张。

仲景有伤寒汗下不解，脉结代，皆虚中挟邪之候，或汗或下，须详指下有力无力分别，倘皆下虚微，此元气骤脱之脉，峻用温补自复，如补益不应，终见危殆。张子和治伏梁、痞气、息贲，皆以汗、下、吐三法兼行。如寒邪自表入里，乃外感之症，宜用汗散。五积久而成痕，乃坚固之积，宜用攻下。若养正积除，此积之微也，大积大聚，非攻积悍利之药，岂能推逐之乎？惟虚弱之人，必用攻补兼行也，虽然痼积而见结脉，攻伐更宜慎用之也。

【主病诗】

结脉皆因气血凝，

热则流行，寒则停凝，少火衰弱，气血虚寒，失其乾健之运，非大进温补，何其复其断续之脉乎？

老痰结滞苦沉吟，

元阳亏而中气寒，致内结痰痕，气血为顽痰阻塞，痛楚沉吟，而脉歇止矣。

内生积聚外痈肿，

积聚内生，气血凝滞，而阻碍道路，痈毒外肿，荣气不从，而逆于肉理，脉象见结矣。

疝瘕为殃病属阴。

疝有七症，皆属肝肾，为寒湿内结，居于阴器之间。瘕属血，病责在肝部，为血凝成形，藏于肌肉之内。景岳云：阴在下为疝瘕，故脉见沉结矣。

愚按：徐东皋[①]云：《经》云：脾传之肾，病曰疝瘕，少腹冤热而痛，出白，一名曰蛊。蛊者，怀也。在蛊卦，上艮下巽，以少男而惑于长女，消灼肌肉，如蛊之蚀，日见损削，乃膏液之消也。

张景岳曰：脉来忽止，止而复起，总谓之结。旧以数来一止为促，促者为热，为阳极；缓来一止为结，结者为寒，为阴极。通谓其为气为血、为食为痰、为积聚在内，此固结促之旧说矣[②]。然以予验之，则促类数也，未必热，结类缓也，未必寒，但见中止者，总是结脉。多由气血见衰，精力不足，所以断而复续，续而复断。常见有久病者多见之，虚劳者多见之，或误用攻击消伐者亦有之，但缓而结者为阳虚，数而结者为阴虚。缓者犹可，数者更剧，此可以结之微甚，察元气之消长，最显最切者。至于留滞菀结等病，本亦此脉之应证，然必其形强气实，而举按有力，此多因菀滞者也。又有无病而一生脉结者，此其素禀之异常，无足怪也。舍此之外，凡病有不退而渐见脉结者，必气血衰残，首尾不继之候，速宜培本，不得妄认为留滞也。

---

① 徐东皋：即徐春甫（1520—1596），明代医学家，"甫"一作"圃"，字汝元（或作汝源），号思鹤，又号东皋。祁门（今属安徽）人。撰《古今医统大全》《内经要旨》《妇科心镜》《幼幼汇集》《痘疹泄秘》等。

② 通谓其……旧说矣：《景岳全书》原文为："通谓其为气为血，为食为痰，为积聚，为癥瘕，为七情郁结。浮结为寒邪在经，沉结为积聚在内，此固结促之旧说矣。"

代阴

动而中止，不能自还，因而复动①，脉至还入尺，良久方来②。

【体状诗】

动而中止不能还，复动因而作代看，

如数而止，不能自还，良久复动，名曰代脉，不似结、促，虽见歇止而复，未有力也。

病者得之犹可治③，

代为脏气衰败，万难回春。惟寒、心悸、跌打、重伤风家、痛家，因病而骤亏，元气一时不续，见此代脉者，方有可治之道也。

平人却与寿相关。

平人气血调和，脏气强盛，安有不病而见歇止之脉？若忽然有此，阴阳脱离，万无生理矣。古人少得代脉者死，老得代脉者生，医家又当活变耳。

【相类诗】

数而时止名为促，

歇止而脉数曰促。

缓止须将结脉呼，

歇止而脉缓曰结。

止不能回方是代，

止有常数，脉至良久方来曰代，此至数之代也；若乍数乍

---

① 动：《濒湖脉学》此字下有"仲景"两小字。
② 来：《濒湖脉学》此字下有"吴氏"两小字。
③ 治：《濒湖脉学》作"疗"字。

疏，此形体之代也；春弦、夏洪、秋毛、冬石，此四季之代也。景岳曰：代有更代之义，谓于平脉中而忽见软弱，或乍数乍疏，或断而复起，盖其脏有所损，则气有所亏，故变易若此，均为代也。

结生代死自殊途。

结脉有气、食、血、痰、饮五者，或一有留滞则阴气结塞，脉因而为之结，有可生之理。不比代脉，内脏气衰，全无阻碍，是以主死也。

【主病诗】

代脉元因脏气衰，

元气不续，精血骤亏，脏气败矣。《经》云"代则气衰"是也。

腹痛泄①痢下元亏，

太阴亏则腹痛，脾土坏则泄痢，虽脾经脱绝之候，实由真阳衰微，下元亏败也。然古人谓痛甚者脉多代，非死期也，自当通变。

或为吐泻②中官病，

上吐下泄，脾脏无气，所以断而复续，续而复断。《经》云：失谷者亡也。

女子怀胎三月兮。

载万物者，土也，故胎系于脾。女子怀胎三月，气血内损，脾元内败，其脉见代，其胎必堕矣。

张景岳：代脉之义，自仲景、叔和俱云：动而中止，不能

---

① 泄：原作"下"，据《濒湖脉学》改。
② 泻：原作"泄"，据《濒湖脉学》改。

自还，因而后动，脉代者死。又云：脉五来一止，不复增减者死，《经》名曰代。故王太①仆之释代脉，亦云动而中止，不能自还也。自后滑伯仁②因而述之曰：动而中止，不能自还，因而复动，由是复止，寻之良久，乃复强起，为代。故后世以结、促、代并言，均目之为止脉，岂足以尽其义哉？夫缓而一止为结，数而一止为促，其至或三或五，或七八至不等，然皆至数分明，起止有力。所主之病，或有因气逆痰饮而为间阻者，有因气血虚脱而为断续者，有因生平禀赋多滞而脉道不流利者，此自结促之谓也。至于代脉之辨，则有不同。如《宣明五气篇》曰"脾脉代"，《邪气脏腑病形篇》曰"黄者，其脉代"，皆言脏气之常候，非谓代为止也。又《平人气象论》曰长夏胃微软弱曰平，但代无胃气曰死，乃言胃气去，而真脏见者死，亦非谓代为止也。由此观之，则代本不一，各有深义。如五十动而不一代者，乃至数之代也；若脉本平匀而忽强忽弱者，乃形体之代也；又若脾主四季而随时更代者，乃气候之代也。凡脉无定候，更变不常，则均谓之代。但当各因其变而察其情，庶得其妙。设不明此，非惟失经旨之大义，即于脉之吉凶，皆茫然莫知其所辨矣，又乌③足以言诊哉？

辨　诊

五十不止身无病，数内有止皆知定，四十一止肾气衰，三

---

① 太：原作"大"。
② 滑伯仁：即滑寿，字伯仁，晚号樱宁生，元代医学家，精通《素问》《难经》，还著有《十四经发挥》《读伤寒论抄》等医书多种。
③ 乌：文言疑问词。哪，何。

十一止肝气罄①，二十一止脾败衰，十动一止心绝应，四五一止肺经伤。死期更参声色证，两动一止三日死，三四动止五六日，五六一止七八朝，次第推之自无失②。

先哲谓：一息五至，肺心脾肝肾五脏之气也。皆足五十动者，合天地大衍之数也。人之脉息，昼夜营营，循环五脏，一动循一脏，五动循五脏，呼吸脉遍，周而复始，五十动则循环五脏十次，而不见脉止者，五脏皆平。今不满五十动而脉见止，是一脏无气也。平人一呼脉再动，一动肺，二动心，一吸脉再动，一动肝，一动肾，呼吸之间，一息脉五至者，此动是脾脉。心肺在上为阳，主气呼出也，呼出心与肺，又云呼因阳出也。肝肾在下为阴，主气吸入也，吸入肾与肝，又云吸随阴入也。脾虽不主呼吸，位居心肺肝肾之中，惟受谷气，其脉在四脏呼吸两界之间，故平人之脉一息五至也。假如一呼一吸四动，初动肺，二动心，三动脾，四动肝而止良久却复来动者，乃从肺中来也，是不至者，肾也。《难经》曰：脉不满五十动而一止，肾脏先衰，谓呼不能至肾至肝而还，故知一脏无气者，肾气先绝也。《脉经》曰：不满五十动而一止者，五岁死；四十动而一止者，一脏无气，四岁死；三十动而一止者，二脏无气，三岁死；二十动而一止者，三脏无气，二岁死；十动而一止者，四脏无气，岁中死。吴氏注曰：肾气绝，期应四年而死；三十动而一止也，肝肾二经无气，期应三年而死；二十动而止者，肝脾肾三藏无气，期应二年死；十动一止者，肝肾肺心四脏无气，期应一年而亡也。戴同父曰《脉经》以四脏无气岁中死，其言

---

① 罄：《四诊抉微》作"尽"。

② 五六一止……自无失：原作"六一止，七八朝次"，据《四诊抉微》改。

几脏无气以分别几岁之死期，予窃疑焉。《内经》曰：肾绝六日死，肝绝八日死，心绝一日死。果此脏气绝，又安待四岁三岁乎？王惠源①曰：戴氏引《内经》以正《脉经》之误，如某脏之气衰，尚未败绝而见代者，则死期之岁月，当从《脉经》断之。若某脏之气败绝而见代脉者，则死期之日数当从《内经》断之。盖《内经》文原脱其脏绝，而《脉经》但作某脏衰弱也。又《脉经》言二十三十动而一止者，二脏三脏无气，能延回周三四岁乎？而吴氏不辨，亦依释而蹈误也，当以五十动一止为肾气衰，四十动一止为肝气衰，三十动一止为脾气衰，二十动一止为心气衰，十动一止为肺气衰。然其中要分衰与败，以定岁月之死期，庶为妥当也。大抵五十动者，脉之大要，数必候五十动，不可不及五十动而遽不候也。或问：候止从何处起数？曰：得止脉后，即后止脉数起也。但今庸医惟赖口佞，指到腕臂，不候五十动，便云了然，脉既不明，又安能起疴乎？

愚按：《脉经》云脉五至一止②，不复增减，经名曰代；七来一止，不复增减，亦名曰代者，止而有常，如四时更代，而不失其常也。后人以脉止而难回曰代，本脏代之曰代，夫止而难回即是此耳，何以言代？本脏气绝，则他脏必相因而病，代之之病之说，理殊难解。

---

① 王惠源：即王宏翰，清代医学家。字惠源，号浩然子。先世本为华亭（今属上海市），后迁至姑苏（今江苏苏州）。著《医学原始》《古今医史》《古今医籍志》等。

② 脉五至一止：原作"脉五十动未一止"，据《脉经》改。

校注后记

《脉学注释汇参证治》由清代医家汪文绮撰注，约成书于清乾隆九年（1744）。分上、下卷，刻本书口作《卫生弹求集》，扉页作《秋香馆弹求集二刻脉学注释证治汇参》。

一、作者生平

《脉学注释汇参证治》作者汪文绮，清代医家。字蕴谷，安徽海阳（即休宁县海阳镇）人。生卒年代失于详考，约生于清康熙年间，卒于乾隆中期。世医出身，其父汪十洲、堂兄汪广期，皆以医名于当时。文绮继承父兄业，幼时即留心医药，稍长攻读医经，自《内》《难》迄至金元诸家，靡不淹贯，并对明代张介宾的学术经验研有心得，治病强调扶阳抑阴，在医理、临床方面均多有建树。他生平"好读书，博涉如举子业，尤喜为诗"（《杂症会心录·吴以镇序》），读书求理求"意"，谓："医者，意也。不得其意则虽博及群书，而于医茫然莫辨，得其意守其法而非苟同，变古法而非立异，引伸触类，起斯人于阽危，跻生民于寿域……古人不能以意告今人，今人当以意会古人也"（《杂症会心录·自序》）。对古人的学术经验强调"明其理而不必泥其问，会其神而不必袭其迹"。这对我们学习古籍颇有借鉴和启发作用。

因先生医术高明，求诊者络绎不绝，"居平篮舆远出，片帆遥指，延请之家，相望于道"（《杂症会心录·汪存宽序》）。其高尚的医德亦令人敬佩，"凡贫病求诊，视同亲人，或症须参芪而患者家属无力购求者，亦能解囊相赠"（《杂症会心录·世法序》）。

其著作除《脉学注释汇参证治》外，晚年还著有《杂症会心录》，该书成于乾隆十九年（1754），分上下 2 卷，共 55 论。卷上 23 论，卷下 32 论，诸论后间附有本人及其门人的按语或校后语。

二、版本情况

《中国医籍通考》中记载《脉学注释汇参证治》约成书于清乾隆九年（1744），不分卷。现存清道光十二年（1832）刻本启吉野史藏版及抄本。

据《中国中医古籍总目》，本书现存版本情况如下：

1. 清道光十二年（1832）杨德先近文堂刻本启吉野史藏板。藏于国家图书馆、中国中医科学院图书馆、河南中医药大学图书馆、长春中医药大学图书馆、上海辞书出版社图书馆。

2. 清道光二十四年（1844）海阳汪时抄本。藏于国家图书馆。

3. 清光绪二十六年（1900）抄本。藏于中国科学院国家科学图书馆。

4. 抄本。藏于中华医学会上海分会图书馆。

经调研以上所列抄本各图书馆均无收藏，本书现仅存一种刻本，即清道光十二年（1832）杨德先近文堂刻本启吉野史藏版，此次整理即以该刻本作为底本，采用理校和他校的方法，他校则以本书所引著作之通行本为校本。

三、版本补证

1. 《脉学注释汇参证治》书口作《卫生弹求集》，扉页作《秋香馆弹求集二刻脉学注释证治汇参》，但《脉学注释汇参证治》《秋香馆弹求集》《卫生弹求集》并非同书异名。在《脉学注释汇参证治》序中，后学汪卿云述本书是汪文绮"取《濒湖脉学》一书著释，以授其门人"，因"历年既久，几至散失"，故将其雕版印刷"以传其不传之秘，使后学读是书者知所折衷焉。"正文页书名下为"海阳汪文绮蕴谷氏撰注后学汪卿云松舫氏参阅"。在《秋香馆弹求集》序中，后学汪卿云"谨述贤者之论，细为考证，有一二言得心者，特为弹求之名，曰秋香馆弹求集"。正文页有"休宁汪卿云肇周氏集著"字样。可知《脉学注释汇参证治》作者是海阳汪文绮蕴谷氏，《秋香馆弹求集》是休宁汪卿云肇周氏集著的，两书汇集成《卫生弹求集》，故书口作《卫生弹求集》。

2. 在版本调研过程中发现对本书现存版本记录情况有误，国家图书馆、河南中医药大学图书馆仅藏《卫生弹求集》中《秋香馆弹求集》1卷，中国中医科学院图书馆仅藏《卫生弹求集》中《脉学注释汇参证治》2卷，长春中医药大学图书馆馆藏《卫生弹求集》中两书，即《秋香馆弹求集》1卷、《脉学注释汇参证治》2卷。上海辞书出版社图书馆并无刻本。

3. 该书扉页作《秋香馆弹求集二刻脉学注释证治汇参》，而非《秋香馆弹求集汇参证治》，故该书书名作《脉学注释证治汇参》较为适宜。

4. 此次点校所用底本为中国中医科学院图书馆馆藏，此底本无版本页，而长春中医药大学图书馆馆藏该书有版本页，经与其对比为同一版本，故可知此次点校所用底本为"杨德先近文堂刻本"。

四、内容与学术影响

该书是将《濒湖脉学》进行注释的一本脉学著作。作者在本书自序中说明著书原因，因当时医家轻视望、闻、问、切四诊中的切诊，"卒鲜有精于脉者"，故"取《濒湖脉学》注释于后"，并且"症 治大略发明"，阐述作者个人见解。如于浮、沉、迟、数四脉之下，均列有"须知"一项，提出浮脉主表亦有主里的情况，沉脉主里亦有主表的情况，迟脉主寒亦有主热的情况，数脉主热亦有主寒的情况，"症脉相参"。详细阐述辨证的要点，如"迟脉主热须知"中"迟脉主热之症"的辨证关键是"必当以便闭便赤者为据"，言简意赅，一语中的，便于掌握，确实做到了"无误于当日后世业岐黄者，未必无小补云"。

该书论述 27 种脉，为浮、沉、迟、数、滑、涩、虚、实、长、短、洪、微、紧、缓、芤、弦、革、牢、濡、弱、散、细、伏、动、促、结、代等。以脉统证，脉证相参，共述病证 76 种。并据脉施治，因方施药，融脉证治方于一体，实用于临床。此书编排新颖明了，注释简明，见解独到，便于掌握，是一部很好的脉学著作。

总 书 目

I

本　草

方　书

医便

卫生编

袖珍方

仁术便览

古方汇精

圣济总录

众妙仙方

李氏医鉴

医方丛话

医方约说

医方便览

乾坤生意

悬袖便方

抓急易方

樋比释方

集古良方

摄生总论

摄生秘剖

辨症良方

活人心法（朱权）

卫生家宝方

见心斋药录

寿世简便集

医方大成论

医方考绳愆

鸡峰普济方

饲鹤亭集方

临症经验方

思济堂方书

济世碎金方

揣摩有得集

亟斋急应奇方

乾坤生意秘韫

简易普济良方

内外验方秘传

名方类证医书大全

新编南北经验医方大成

临证综合

医级

医悟

丹台玉案

玉机辨症

古今医诗

本草权度

弄丸心法

医林绳墨

医学碎金

医学粹精

医宗备要

医宗宝镜

医宗撮精

医经小学

医垒元戎

证治要义

松厓医径

扁鹊心书

素仙简要